Fructose Intoleranz:

Eine Einführung in die Fructose Unverträglichkeit. Inklusive Ernährungsguide und Rezepten.

Sandra Bauer

Inhaltsverzeichnis:

Vorwort: ... 1

Erster Abschnitt: Die Theorie ... 3

Erstes Kapitel: Was ist das überhaupt, Fructose? ... 3

Zweites Kapitel: Wenn der Bauch kneift: Fructoseintoleranz ... 5

2.1: Intestinale Fructoseintoleranz (Fructosemalabsorption) ... 6

2.1.1: Symptome ... 7

2.1.2: Einige Symptome im Detail ... 8

2.1.3: Weitere Einflussfaktoren ... 10

2.2: Hereditäre Fructoseintoleranz ... 12

2.2.1: Symptome ... 12

2.3: Fructosurie, Fructosämie ... 13

Drittes Kapitel: In welchen Lebensmitteln ist Fructose enthalten? ... 14

Viertes Kapitel: Diagnose und Behandlung ... 16

4.1: Der Fructoseintoleranz-Test ... 17

4.2: Behandlung ... 17

Fünftes Kapitel: Krankheitsverlauf und Prognose ... 19

Sechstes Kapitel: Die Phasen der Ernährungsumstellung bei einer Fructoseintoleranz ... 21

Siebtes Kapitel: Psychische Belastungen ... 25

Achtes Kapitel: Beschwerden trotz Ernährungsumstellung: Lebensmittelallergie?...... 27

8.1: Ernährungstagebuch 28

Zweiter Abschnitt: Die Praxis...... 31

Erstes Kapitel: Fructosefreie Rezepte...... 32

1.1: Zum Frühstück...... 32

1.2: Hauptgerichte 38

Zweites Kapitel: Fructose ja, aber bitte nur wenig...... 42

2.1: Fructosearme Frühstücksideen 42

2.2: Leckere, fructosearme Hauptgerichte...... 52

2.3: Süße Speisen, auch bei Fructoseintoleranz 68

Schlusswort 82

Vorwort:

Obst, Gemüse und die meisten Süßigkeiten machen dir Probleme?

Diese Nahrungsmittel sind nur drei Beispiele für fructosehaltige Produkte, die bei einer bestehenden Fructoseintoleranz zu sehr unangenehmen Auswirkungen führen können.

Fructose ist nichts weiter, als Fruchtzucker. Ein natürlicher Zucker, der vorwiegend in Obst, Gemüse und auch in Honig enthalten ist. Auch Haushaltszucker, der aus Zuckerrohr oder Zuckerrüben hergestellt wird, enthält Fructose. Für den Stoffwechsel des Menschen ist Fructose neben Glucose, dem Traubenzucker, eine der wichtigsten Zuckerarten, da sie als Energiequelle dient.

Ernährungsphysiologisch gehört Fruchtzucker zur Gruppe der Kohlenhydrate, der Grund, warum Obst zum Beispiel innerhalb einer Low-Carb-Diät eine große Rolle spielt. Die Fructose ist doppelt so süß wie Traubenzucker, daher wird sie bei der Produktion von Fertiggerichten gerne verwendet, zum Beispiel als Sirup. Wird eine Fructoseintoleranz diagnostiziert, muss man nicht nur auf die meisten Obstsorten, sondern auf alle anderen fructosehaltigen Lebensmittel verzichten. Das ist mitunter nicht ganz einfach, aber dennoch wichtig für Patienten, die gerade erst beginnen, sich mit diesem Thema auseinanderzusetzen. Geschätzt 30 Prozent der bundesdeutschen Bevölkerung ist mittlerweile an einer intestinalen Fructoseintoleranz, auch Fructosemalabsorption genannt, erkrankt. Die Aufnahme im Darm ist gestört, was zu Blähungen, Schmerzen, bis hin zu schweren Krämpfen und Durchfällen führen kann. In fortgeschrittenen Stadien kann nicht ausreichend verstoffwechselte Fructose auch zu Leberkrankheiten, wie zum Beispiel einer Fettleber, zu Übergewicht sowie auch zu hohen Triglyceridwerten führen. Selbst Gichtanfälle können auf das Konto eines hohen Verzehrs von Fructose gehen.

Ein zu reichhaltiger Verzehr von Fruchtzucker kann sich damit auch bei ansonsten gesunden Menschen sehr negativ auswirken. Jeder weiß aus eigener Erfahrung, welche Auswirkungen Magen-Darm-Problem auf das allgemeine Wohlbefinden haben und den Alltag beeinträchtigen. Meist liegen die Ursachen in der Ernährung.In den folgenden Kapiteln möchte ich daher insbesondere für Anfänger beziehungsweise Ungeübte die notwendigen Informationen geben, die sie für ein beschwerdefreies Leben benötigen. Du erfährst, auf welche Lebensmittel du besser verzichten solltest, ohne auf Genuss beim Essen verzichten zu müssen. Du erfährst alles Wissenswerte über eine Fructoseintoleranz, und dass du nicht auf süße Speisen verzichten musst. Ich hoffe, dass ich dir auf dem Weg, mit deiner Erkrankung umzugehen, ein wenig helfen kann und wünsche dir an dieser Stelle alles Gute.

Erster Abschnitt: Die Theorie

Erstes Kapitel: Was ist das überhaupt, Fructose?

Fructose ist die fachspezifische Bezeichnung für Fruchtzucker. Es handelt sich dabei um einen Einfachzucker, also ein Monosaccharid und dient als Anteil für viele komplexe Zuckermoleküle und auch für Ballaststoffe. Fruchtzucker ist damit in vielen anderen Zuckersorten enthalten, zum Beispiel in Haushaltszucker und Traubenzucker. Auch diverse Ballaststoffe können aus langkettiger Fructose bestehen, zum Beispiel das Inulin, welches sich bei gesunden Menschen als Ballaststoff positiv auf die Darmflora auswirkt.

Über ein spezielles Transportsystem wird Fructose bei der Verstoffwechslung vom Dünndarm in die Darmzellen transportiert und von dort direkt ins Blut geleitet. Dadurch gelangt es relativ schnell in die Leber, welche nun die Aufgabe hat, den Fruchtzucker wieder abzubauen. Verschiedene Enzyme in der Leber sorgen dafür, dass der Fruchtzucker in Glucose, also Traubenzucker umgewandelt wird, damit dem Körper ausreichend Energiequellen zur Verfügung stehen.

Ist der Fructose-Stoffwechsel gestört, entsteht eine Fructoseintoleranz. Die Störungen betreffen dabei entweder das Transportsystem im Dünndarm oder den Abbau in der Leber. Oft haben Betroffene gleichzeitig mit einer Fructoseintoleranz auch andere Lebensmittelunverträglichkeiten, wie zum Beispiel eine Laktoseintoleranz. Außerdem kann durch ein Reizdarmsyndrom zusätzlich die Aufnahme von Fructose im Dünndarm gestört sein.

Einer Fructoseintoleranz beziehungsweise Fructoseunverträglichkeit kann man nicht vorbeugen. Entweder ist sie angeboren oder man erwirbt sie im Laufe seines Lebens. Nach Diagnostizierung einer Fructoseunverträglichkeit kann man trotzdem durch die Auswahl der richtigen Lebensmittel die Zufuhr von Fructose steuern und damit die Symptome beeinflussen oder komplett verhindern.

Zweites Kapitel: Wenn der Bauch kneift: Fructoseintoleranz

Viele Ärzte ziehen eine Fructoseintoleranz als Nahrungsmittelunverträglichkeit häufig nicht in Betracht, obwohl durchaus mehr Menschen davon betroffen sind, als beispielsweise von einer Laktoseintoleranz.

Daher müssen Betroffene den undifferenzierten Beschwerden oft selbst auf die Spur kommen, um eine mögliche Unverträglichkeit auf Fruchtzucker zu identifizieren. Nimmt man seine Beschwerden einfach so hin, besteht die Gefahr, dass sich die Symptome im Laufe der Zeit weiter verschlimmern, bis man irgendwann überhaupt keine Fructose mehr verträgt und mit den Jahren immer weniger Lebensmittel verzehren kann. Dass dies mit einer starken Verminderung der allgemeinen Lebensqualität einhergeht, kannst du dir sicherlich vorstellen. Es besteht die Gefahr, dass die Symptome stetig schlimmer werden, bis irgendwann fast gar keine Fructose mehr vertragen wird.

Fructose gehört zu den Einfachzuckern, den sogenannten Monosacchariden und enthält demzufolge nur ein einziges Zuckermolekül. Besteht also aus nur einem einzelnen Zuckermolekül. Mithilfe des Proteins GLUT-5 wird es im Dünndarm aufgenommen, damit es in den Blutkreislauf gelangen kann. Hierüber wird der Fruchtzucker direkt der Leber zugeführt, und dort durch Enzyme abgebaut und in unterschiedliche Stoffwechselvorgänge überführt. Fructose dient bei gesunden Menschen der Energielieferung und dem Aufbau bestimmter Fette, den sogenannten Triglyceriden. Während der Körper Glucose, also Traubenzucker speichern kann, gelingt ihm das bei Fructose nicht. Abbau und Umwandlung erfolgen daher auch dann, wenn gar kein Bedarf danach besteht.

In vielen Lebensmitteln kommt natürliche Fructose vor, insbesondere in Obst, Gemüse und Honig. Die enthaltene Menge variiert je nach Lebensmittelsorte. Viel Fructose ist beispielsweise in Äpfeln, Rosinen und Kirschen enthalten, wobei es auch auf den Reifegrad ankommt: je reifer die Frucht, desto höher der Fructoseanteil. Der Grund liegt darin, dass der ebenfalls in Früchten enthaltene Anteil an Zweifachzucker, der Saccharose mit zunehmender Reifung in Frucht- und Traubenzucker aufgespalten wird.

Zur Verstoffwechslung von Glucose benötigt der Körper Insulin, das ist bei Fructose nicht notwendig. Lange Zeit wurde Diabetespatienten daher geraten, Lebensmittel mit Fructose, statt mit Glucose zu verzehren. Heute weiß man, dass Fructose bestimmte Blutfettwerte, nämlich die Triglyceride derart erhöhen kann, dass eine Fettleber entsteht. Eine Erkrankung, die sonst nur bei Alkoholabhängigen und stark übergewichtigen Menschen vorkommt. Es klingt paradox, aber durch einen übermäßigen Verzehr von Fructose können sich tatsächlich Übergewicht, Gicht und Diabetes mellitus entwickeln.

Hinter dem Begriff Fructoseintoleranz oder Fructoseunverträglichkeit verstecken sich unterschiedliche Störungen, die entweder bei der Aufnahme oder beim Abbau von Fructose auftreten. Daher unterscheidet man die intestinale Fructoseintoleranz (Fructosemalabsorption), die hereditäre Fructoseintoleranz sowie die benigne Fructosurie (essenzielle Fructosurie), Fructosämie.

2.1: Intestinale Fructoseintoleranz (Fructosemalabsorption)

Die intestinale Fructoseintoleranz wird auch als Fructosemalabsorption bezeichnet und beschreibt eine gestörte Aufnahme im Dünndarm. Wenn der Transporter GLUT-5 auf irgendeine Weise gestört ist, kann Fructose nur noch in geringen Mengen, im schlimmsten Fall überhaupt nicht mehr aufgenommen werden. Man spricht von einer schlechten Aufnahme, einer sogenannten Fructosemalabsorption oder intestinalen Fructoseintoleranz, der häufigsten Unverträglichkeit gegen Fructose.

Es kommt zu den typischen Beschwerden, weil der Fruchtzucker nicht in die Leber, sondern zurück in den Dickdarm transporticrt wird, wo die dort angesiedelten Bakterien direkt beginnen, die Fructose aufzuspalten. Dabei entstehen Gase und es kommt zu Blähungen, Übelkeit und Bauchweh. Da die Fructose Wasser aus den Darmzellen zieht und den Stuhl aufweicht, sind teilweise recht heftige Durchfälle die Folge.

2.1.1: Symptome

Wie bereits beschrieben, kann bei der Fructoseintoleranz der Fruchtzucker nur in begrenzten Mengen oder überhaupt nicht im Dünndarm aufgenommen werden und gelangt dadurch in den Dickdarm. Gase und vermehrter Wassereinzug sorgen für die typischen Symptome, wie Blähungen und Durchfall. Obwohl sie charakteristisch sind, treten sie allenfalls bei der Hälfte der erkrankten Menschen tatsächlich auch auf.

Die andere Hälfte klagt in der Regel über Symptome, die denen eines Reizdarmsyndroms sehr ähnlich sind, daher oftmals falsch interpretiert und behandelt werden. Dazu zählen beispielsweise:

- Regelmäßiger Durchfall
- Regelmäßige Verstopfungen oder beides im Wechsel
- Mundgeruch
- Übel riechende Blähungen
- Kopfschmerzen und Konzentrationsschwierigkeiten
- Muffintop: stark aufgeblähter Bauch, fast wie ein Schwangerschaftsbauch
- Bauchschmerzen und Magenkrämpfe
- Übelkeit und Erbrechen

- Laute Magen- und Darmgeräusche (Gluckern, Grummeln)
- Speckrolle beziehungsweise Bauchfett, das nicht verschwindet
- Rissige Nägel
- Akne, gerötete und / oder fade Haut
- Extreme Müdigkeit
- Schwaches Immunsystem
- Gelenkschmerzen
- Niedrige Eisenwerte
- Niedergeschlagenheit und Antriebslosigkeit, bis hin zu Depressionen
- Stimmungsschwankungen
- Panikattacken
- Heißhungerattacken und permanenter Appetit auf Süßes
- Plötzliche innere Unruhe und Nervosität, schwache Nerven

2.1.2: Einige Symptome im Detail

Mundgeruch: Wenn der Körper die Fructose nicht richtig verarbeiten kann, beginnt sie zu gären. Die Folge: ein unangenehmer Mundgeruch. Übrigens auch der Grund, warum die Fructoseintoleranz über einen Atemtest feststellbar ist. Eine sorgfältige Mundhygiene ist unerlässlich, löst aber das Problem nicht. Der Griff zu Kaugummi kann den Mundgeruch noch verstärken, weil es Sorbit enthält. Sorbit wird häufig von fructoseintoleranten Menschen ebenfalls nicht vertragen und löst entsprechende Symptome aus.

Blähungen: Wer kennt sie nicht? Die lästigen Blähungen. Zwiebeln beispielsweise hinterlassen bei fast jedem Menschen ihre luftigen Spuren. Auch wenn man lange nichts gegessen hat und dann eine volle Mahlzeit zu sich nimmt, kann das zu einem aufgeblähten Bauch und Blähungen führen. Bei einer Fructoseintoleranz fängt die nicht verarbeitete Fructose an, im Darm zu gären. Die dabei entstehenden Gase sind meist sehr übel riechend. Die ständige, oft unkontrollierbare Flatulenz kann durchaus zu psychischen Belastungen führen, indem sich Betroffene zurückziehen und am öffentlichen Leben nicht mehr teilnehmen möchten.

Muffintop: Als "Muffintop" betitelt man in englischsprachigen Ländern, die hierzulande bekannte Speckrolle: Also das überschüssige und im Übrigen lebensgefährliche Bauchfett, das über einem engen Hosenbund hervorsteht und in seiner Form durchaus an einen Muffin erinnert. Die Fructose muss, genau wie Alkohol oder Medikamente in der Leber abgebaut werden. Wird der Körper mit mehr Fructose belastet, als die Leber verarbeiten kann, wird der Überschuss in Fett umgewandelt. Eine erhebliche Menge an Bauchfett kann zwar nicht komplett einer Fructoseintoleranz zugeschrieben werden, aber in diversen Studien wurde festgestellt, dass zu viel Fructose durchaus zu schnell wachsenden und tiefer sitzenden Fetteinlagerungen insbesondere im Bauchbereich führen kann.

Die Symptome treten unabhängig vom Alter auf und hängen ausschließlich mit der aufgenommenen Menge an Fructose zusammen. Eine Differenzierung ist oft nicht einfach, da sich die Beschwerden manchmal direkt nach dem Essen, aber auch erst Stunden oder gar Tage später bemerkbar machen. Ist die Fructoseintoleranz nur schwach ausgeprägt, kann es durchaus sein, dass die Beschwerden nicht täglich auftreten. Außerdem sind Probleme wie Verstopfung, aufgeblähter Bauch oder Blähungen für viele Menschen bereits der Normalzustand, ähnlich wie bei einem Reizdarm. Ein Besuch beim Gastroenterologen gibt Klarheit.

Wird die Fructoseintoleranz nicht erkannt und stellt man seine Ernährung nicht um, werden die Symptome mit der Zeit sicherlich schlimmer. Bauch- und Kopfschmerzen, Blähbauch und Müdigkeit sind die Folgen. Eine radikale Ernährungsumstellung, weniger Obst, kein Zucker, kein Weizen, keine Zwiebeln liefert trotzdem noch einen abwechslungsreichen Ernährungsplan und mit etwas Disziplin bekommt man die Symptome auch in den Griff.

2.1.3: Weitere Einflussfaktoren

Etwa 30 Prozent der bundesdeutschen Bevölkerung sind von einer Fructoseintoleranz betroffen. Das Tückische ist, dass sich nicht bei allen die typischen Symptome zeigen. Noch ist weitgehend ungeklärt, warum nur etwa ein Drittel der Betroffenen tatsächlich Beschwerden entwickelt und die restlichen zwei Drittel nicht. Man nimmt heute an, dass die Patienten Unterschiede in der bakteriellen Besiedlung der Dickdarmflora aufweisen, sodass es nur bei manchen Menschen zu Problemen beim Transport des Inhaltes kommt. Möglicherweise ist aber auch eine Falschinformation des Darmes ans Gehirn dafür verantwortlich.

Einmalige Ereignisse wie besondere Stresssituationen, eine Schwangerschaft, Schwankungen im Hormonhaushalt oder eine schwere Magen-Darm-Infektion können ebenfalls eine vorübergehende Fructoseintoleranz auslösen. Diese Intoleranz muss man außerdem von den Symptomen abgrenzen, die bei einem übermäßigen Verzehr zuckerhaltiger Lebensmittel auftreten. Von einer Fructoseintoleranz spricht man im Allgemeinen, wenn eine die betroffene Person weniger als 25 Gramm Fructose täglich verträgt.

Die meisten Fructoseintoleranzpatienten vertragen also zumindest kleine Mengen an Fruchtzucker. Wird jedoch eine bestimmte Grenze überschritten, kommt es zu den typischen Beschwerden. Die oben genannten Symptome können sich individuell unterscheiden und unterliegen noch weiteren Faktoren, wie der generellen Zusammensetzung der Nahrung, einem Zink- oder Folsäuremangel beziehungsweise möglicher weiterer Erkrankungen.

2.1.3.1: Die Zusammensetzung der Nahrung

Wenn Nahrungsmittel mit hohem Fructoseanteil wie Früchte, Fruchtsäfte oder Getränke mit dem Zuckerersatzstoff Sorbit verzehrt, entstehen die Beschwerden mit sehr hoher Wahrscheinlichkeit. Wird Haushaltszucker verwendet, dessen Bestandteil unter anderem auch Fruchtzucker ist, kann eine bessere Verträglichkeit unterstellt werden. Interessant ist, dass der Fettanteil ebenfalls einen Einfluss ausübt: Je weniger Fett und Eiweiß aufgenommen wird, desto höher die Wahrscheinlichkeit entsprechender Symptome.

2.1.3.2: Folsäure- und Zinkmangel

Die Symptome einer Fructoseintoleranz zeigen sich nicht nur im akuten Fall, sie können auch langfristig, beziehungsweise chronisch auftreten. Häufig sammelt sich die aufgenommene Fructose im Darm an und verändert die Besiedlung mit den notwendigen Darmbakterien. Dies wiederum beeinflusst die Darmflora in nicht unerheblichem Maße und kann die Aufnahme von Spurenelementen und Vitaminen verhindern. Häufig entsteht ein Folsäure- oder Zinkmangel.

Folsäure ist hauptsächlich in grünen Gemüsesorten, aber auch in Nüssen, Leber und Hefe enthalten und steuert verschiedene Stoffwechselvorgänge im menschlichen Organismus. Ein Mangel an Folsäure kann im schlimmsten Fall zu Blutarmut führen. Insbesondere in der Schwangerschaft ist ein Folsäuremangel für das Kind gefährlich und kann die Entwicklung des Nervensystems negativ beeinflussen.

Zink benötigt der Mensch, um Infekte abzuwehren. Wird die Aufnahme durch eine Fructoseintoleranz behindert, sind immerwährende Infektionskrankheiten die Folge. Wenn du also ständig erkältet bist, und der Grund hierfür nicht festgestellt werden kann, solltest du deinen Arzt auf eine mögliche Fructoseintoleranz hinweisen.

2.1.3.3 Begleiterkrankungen

Die Symptome, die bei einer Fructoseintoleranz auftreten, können auch Anzeichen einer weiteren Erkrankung sein. Schätzungsweise 80 % der Betroffenen leiden zusätzlich noch unter einer Laktoseintoleranz. Da die Symptome sich weichend ähneln, die Behandlung sich aber eklatant unterscheidet, ist eine differenzierte Diagnose notwendig. Außerdem entwickeln fructoseintolerante Menschen proportional häufiger eine Depression. Man geht heute davon aus, dass ein Mangel an Tryptophan ursächlich hierfür ist. Tryptophan ist eine Aminosäure und als solche in Eiweißen enthalten. Bei einer Fructoseintoleranz ist die Aufnahme gestört, was wiederum die Bildung von Serotonin erheblich beeinflusst. Besteht ein Mangel an Serotonin, ist nicht nur die Versorgung des Nervensystems betroffen. Erkrankte berichten häufig von Heißhungerattacken, insbesondere auf Süßigkeiten. Wird indessen in der Folge Zuckerhaltiges gegessen, verstärken sich die Symptome durch den enthaltenen Fruchtzuckeranteil.

2.2: Hereditäre Fructoseintoleranz

Eine hereditäre Fructoseintoleranz ist im Gegensatz zur intestinalen Form genetisch bedingt. Diese angeborene Fructoseintoleranz ist sehr selten und beruht auf einem Gendefekt. Betroffene können die in der Nahrung enthaltene Fructose nicht abbauen, sodass Anteile gespeichert werden und den Stoffwechsel hemmen. Für Neugeborene eine lebensbedrohliche Situation, da nicht therapiert, Leber und Nieren maßgeblich geschädigt werden.

2.2.1: Symptome

Gegenüber den Symptomen einer hereditären Fructoseintoleranz sind die der Intestinalen eher als harmlos zu bezeichnen. Gravierende Folgen, wie starke Übelkeit und heftigste Brechdurchfälle sind an der Tagesordnung. Hinzu kommen Kopfschmerzen, Schwindel und in Einzelfällen sogar Ohnmachtsanfälle. Bei der hereditären Fructoseintoleranz besteht ein grundsätzlicher Enzymmangel in Leber und Niere.

2.3: Fructosurie, Fructosämie

Fructosurie und Fructosämie treten sehr selten auf. Da sie keine Beschwerden verursachen, sind es eher Zufallsbefunde, die auf ihre Spur führen. Dadurch, dass das Enzym Fructokinase nicht richtig funktioniert, kann hier ebenfalls der Fruchtzucker nicht vollständig abgebaut werden. Fructose sammelt sich im Blut, wird aber größtenteils mit dem Urin ausgeschieden. Ärzte sprechen in dem Fall von einer benignen, also gutartigen Fructosurie, die keinen Krankheitswert besitzt und damit keiner Behandlung bedarf.

Drittes Kapitel: In welchen Lebensmitteln ist Fructose enthalten?

Der Körper transportiert Glucose mithilfe von Insulin in den Stoffwechsel. Je mehr Glucose sich im Blut befindet, desto mehr Insulin wird ausgeschüttet. Der Körper erhält dadurch das Signal, das Hungergefühl zu dämpfen. Dieses Signal wird durch zwei Hormone ausgelöst: Zum einen steigt die Menge des sogenannten Leptins, welches Hungergefühle drosselt, zum anderen sinkt das Ghrelin, welches appetitanregend wirkt. Dadurch erhalten wir ein Sättigungsgefühl. Fructose wird ohne Aktivierung von Insulin verstoffwechselt und hat somit keinen Einfluss auf diese „Hungerhormone“ und macht daher im Gegensatz zu Glucose nicht satt. Das erklärt, warum es vielen Menschen schwerfällt, sich beim Verzehr von fructosehaltigen Lebensmitteln zurückzuhalten und zu viel davon zu sich nehmen. Außerdem ist Fructose in der Herstellung wesentlich günstiger als normaler Haushaltszucker, weswegen die Industrie häufig auf Fructose als Süßungsmittel zurückgreift, zumal sie eine stärkere Süßungskraft hat.

Wir finden häufig auf den Verpackungen irreführende Aufschriften, wie zum Beispiel:

- „weniger süß“
- „weniger Zucker“
- „mit Frucht gesüßt“
- „light“
- „Diät“
- „geeignet für Diabetiker“

- Fructose ist in folgenden Süßungsmitteln enthalten:
- Haushaltszucker (Saccharose): Wird aus Zuckerrüben oder Zuckerrohr hergestellt und besteht aus Fructose und Glucose.
- Honig: Besteht fast ausschließlich aus Fructose und Glucose.
- Sorbit: Zuckeralkohol, welchen der Körper in Fructose umwandelt.
- Inulin: Ein Mehrfachzucker, der fast ausschließlich aus Fructose besteht.
- Invertzucker: Beinhaltet Fructose und Glucose.
- Maissirup: auch Glucose-Fructose-Sirup oder High fructose corn cirup (HFCS) genannt; aus Maisstärke hergestelltes Zuckerkonzentrat; besteht hauptsächlich aus Fructose.

Wer mit entsprechenden Symptomen auf die Zufuhr von Fructose reagiert, sollte diese Süßungsmittel daher meiden.

Viertes Kapitel: Diagnose und Behandlung

Bei Verdacht auf eine Fructoseintoleranz solltest du einen Internisten beziehungsweise einen Gastroenterologen aufsuchen. Er verfügt über das notwendige Wissen und kann einen entsprechenden Test durchführen. Der Arzt würde dich zunächst nach deinen Beschwerden fragen, um die Symptome richtig einordnen zu können.

Folgende Fragen werden dir wahrscheinlich gestellt:

Treten oft Blähungen, Bauchschmerzen oder Völlegefühl auf?

Beobachtest du Stuhlveränderungen wie Durchfall oder Verstopfung?

Bemerkst du einen Zusammenhang mit bestimmten Nahrungsmitteln?

Verschwinden die Symptome, wenn du auf diese Nahrungsmittel verzichtest?

Ist jemand aus deiner Familie an Fructoseintoleranz erkrankt?

Leidest du bereits unter einer Laktoseintoleranz?

Danach folgt eine körperliche Untersuchung. Der Arzt prüft mit dem Stethoskop die Darmgeräusche und tastet den Bauch auf vermehrte Luft im Verdauungstrakt ab.

Da der Darm von außen nicht zu 100 % zu beurteilen ist, wird der Arzt weitere Untersuchungen anordnen. Eine aufschlussreiche Untersuchung ist der Fructoseintoleranz-Test. Hierbei wird der Wasserstoffgehalt in der Atemluft gemessen. Eine Blutuntersuchung kann weiteren Aufschluss geben, insbesondere, um eine hereditäre Fructoseintoleranz aufzudecken und andere Krankheiten ausschließen zu können. Bevor ein Fructoseintoleranz-Test durchgeführt wird, ist die hereditäre Form unbedingt auszuschließen, da ansonsten eine bedrohliche Unterzuckerung entstehen kann.

4.1: Der Fructoseintoleranz-Test

Bei Verdacht auf eine Fruchtzuckerunverträglichkeit wird der Arzt in aller Regel einen Fructoseintoleranz-Test anordnen. Um das Ergebnis nicht zu verfälschen, musst du unbedingt nüchtern zur Untersuchung gehen. Zu Beginn pustest du in ein Gerät, welches den Wasserstoffgehalt deiner Atemluft misst. Danach wird dir ein Becher mit Wasser, in dem Fructose aufgelöst ist, gereicht und in regelmäßigen Abständen für ungefähr zwei Stunden weiter deine Atemluft gemessen.

Nimmt der Darm nur eingeschränkt Fructose auf, wird diese im Dickdarm von Bakterien getrennt. Dabei entsteht Wasserstoff (H2), der bis in die Lunge transportiert wird und den du anschließend ausatmest. Ist Konzentration an Wasserstoff erhöht, besteht ein deutlicher Hinweis auf eine Fructoseintoleranz. Eine hereditäre, also angeborene Fructoseintoleranz ist nur durch eine Blutuntersuchung festzustellen, bei der das Blut auf genetische Veränderungen untersucht wird.

4.2: Behandlung

Als einzige Therapie bei einer Fruchtzuckerunverträglichkeit kommt eine konsequente Fructoseintoleranz-Ernährung in Betracht. Bei der hereditären Form muss man komplett auf Nahrungsmittel mit Fruchtzucker verzichten. Auch Getränke spielen bei der Diät eine große Rolle, da sie häufig Fruchtzucker enthalten, insbesondere Limos und alkoholische Getränke.

Bei einer intestinalen, also erworbenen Fructoseintoleranz wäre es grundsätzlich falsch, komplett auf Fruchtzucker zu verzichten, da sich dadurch die Zahl der Zuckertransporter im Darm abbaut. Die Aufnahme fruchtzuckerhaltiger Lebensmittel ist aber deutlich zu reduzieren. Nach einem bestimmten Plan wird die Fruchtzuckermenge in der Folge Schritt für Schritt wieder erhöht, bis die Toleranzgrenze erreicht ist. Bisweilen kommt es vor, dass die Fructoseintoleranz dadurch vollständig ausgeheilt werden kann.

Fünftes Kapitel: Krankheitsverlauf und Prognose

Eine hereditäre Fructoseintoleranz ist angeboren und wird ein Leben lang bestehen bleiben. Damit den Betroffenen ein normales Leben möglich ist, muss eine fructosefreie Diät eingehalten werden, da bereits die Aufnahme von kleinen Mengen nicht nur typische Symptome hervorruft, sondern auch erhebliche Schädigungen von Leber und Nieren nach sich ziehen kann. Im Gegensatz dazu führt eine intestinale Fructoseintoleranz zu eher harmlosen Problemen ohne Dauerschädigung.

Eine gezielte Diät wirkt sich positiv aus und kann die Intoleranz unter Umständen sogar heilen, da sie in vielen Fällen tatsächlich nur vorübergehender Natur ist und oft von selbst wieder ausheilt. Erkrankt man im Erwachsenenalter, besteht die Gefahr einer lebenslangen Problematik, wobei zumindest kleine Mengen Fruchtzucker trotzdem gut vertragen werden.

Steht die Diagnose fest und liegt eine Fructoseintoleranz vor, können die Symptome durch eine Ernährungsumstellung wesentlich vermindert werden. Ganz auf Fructose zu verzichten, sollten ausschließlich Menschen, die an der angeborenen Form leiden, auf sich nehmen.

Bei einer erworbenen Fruchtzuckerunverträglichkeit vertragen Patienten in der Regel kleine Mengen bis maximal 25 Gramm. Daher ist es wenig sinnvoll, komplett auf Fruchtzucker zu verzichten, eine effektive Ernährungsumstellung ist das richtige Mittel der Wahl. Dazu muss man aber zunächst seine Grenzen herausfinden und testen, welche Lebensmittel vertragen werden und welche nicht.

Dieser Ernährungstest läuft in drei Phasen ab: die Karenzphase, Testphase und Dauerernährung. Dabei gilt es, nicht nur den Fruchtzuckergehalt der Nahrung, sondern auch die Zusammensetzung der Fette und Proteine anzupassen. Dazu benötigst du eine Fructoseintoleranz-Tabelle, die du problemlos aus dem Internet herunterladen oder im Buchhandel erwerben kannst. Die an dieses Kapitel angefügte Tabelle kann dir schon einmal erste Hinweise geben, in welchen Lebensmitteln wie viel Fruchtzucker enthalten ist. Abschließend ist diese Liste nicht. Da diese Umstellung nicht ganz einfach ist, solltest du zumindest am Anfang einen Ernährungsberater zu Hilfe ziehen, damit andere Elektrolyte und Vitamine nicht außer Acht gelassen werden. Im folgenden Kapitel stelle ich dir die drei Phasen vor, nach der du deine Ernährung umstellen kannst.

Sechstes Kapitel: Die Phasen der Ernährungsumstellung bei einer Fructoseintoleranz

Die erste Phase der Ernährungsumstellung, die Karenzphase, soll zunächst deine Beschwerden auf ein Mindestmaß reduzieren. Sie sollte nicht mehr als zwei Wochen anhalten und in dieser Zeit solltest du absolut keinen Fruchtzucker zu dir nehmen. Alle in der Fructoseintoleranz-Tabelle aufgeführten Lebensmittel sind in dieser Zeit tabu. Auch Lebensmittel und Getränke mit Süßstoffen und Alkohol. In dieser Anfangsphase solltest du auch auf ballaststoffreiche Lebensmittel wie Hülsenfrüchte, Kohl oder Vollkornprodukte verzichten. Erlaubt ist allein der Verzehr von Traubenzucker oder Stevia, in geringen Mengen auch Malz.

Hast du diese Phase erfolgreich überstanden, schließt sich die Testphase an.

In dieser Phase fängst du langsam wieder an, Lebensmittel mit Fruchtzucker zu essen, zunächst natürlich Lebensmittel mit einem geringen Fruchtzuckeranteil, vornehmlich Früchte. Auf Alkohol solltest du in dieser Phase weiterhin verzichten. Zur Unterstützung kannst du auch den Fett- und Proteingehalt deiner Nahrung wieder erhöhen. Am besten nimmst du Fruchtzucker zusammen mit Traubenzucker auf, da die Aufnahme des Fruchtzuckers im Darm dadurch wesentlich erleichtert wird.

Diese Phase sollte in etwa ungefähr sechs Wochen durchgeführt werden und dient dazu, durch minimale Steigerungen deine individuelle Grenze festzustellen. Anhand deiner Tabelle kannst du ablesen, welche Mengen du problemlos verträgst.

In der dritten Phase der Dauerernährung stellst du deine Gewohnheiten letztendlich tatsächlich um. Die perfekte Ernährung richtet sich dabei nach der individuellen Anzahl und dem Rhythmus deiner Mahlzeiten.

6.1: Fructose-Tabelle

Lebensmittel können prinzipiell in drei Gruppen eingeteilt werden.

1) **Meist verträglich, keine oder wenig Fructose enthalten:**

- Getreideprodukte wie Nudeln, Gnocchi
- Reis, Kartoffeln, Quinoa, Amarant
- grüne Kräuter
- reine Milchprodukte
- Nüsse
- frisches Fleisch
- Eier
- Leitungswasser, ungesüßter Kaffee und Tee

2) **Oft verträglich, da wenig Fructose enthalten und seltener verzehrt:**

- Einige Obst- und Gemüsesorten wie Mandarinen und Bananen, Gurke, Brokkoli und Zucchini

(Fructose-Tabelle beachten)

- Einige Gewürze, wie Paprikapulver, Knoblauchpulver, Ketchup und Senf

3) **Häufig unverträglich, da zu viel Fruchtzucker:**

- Die meisten Obst- und Gemüsesorten
- Sämtliche Trockenfrüchte
- Alle Variationen von Fruchtsäften
- Wasser mit Geschmack, sogenannte Wellnessgetränke
- Softdrinks und Limonaden (Limonaden, wie z. B. Cola)
- Honig, Invertzucker
- Alkoholische Getränke

Fruchtzuckergehalt bei einer Auswahl von Obstsorten

Lebensmittel (g / 100 g Lebensmittel)	Fructose	Glucose
Ananas	2,44	2,13
Apfel	5,74	2,03
Apfelsaft	6,4	2,4
Apfelsine	2,58	2,27
Aprikose (Marille)	0,87	1,73
Aprikose, getrocknet	4,88	9,69
Avocado	0,2	0,1
Banane	3,4	3,55
Birne	6,73	1,67
Birnensaft	6,25	1,55
Erdbeere	2,3	2,17
Feige, getrocknet	23,5	25,7
Grapefruit	2,1	2,38

Guave	2,75	2,35
Honigmelone	1,3	1,6
Kiwi	4,6	4,32
Litschi	3,2	5
Mandarine	1,3	1,7
Mango	2,6	0,85
Mirabelle	4,3	5,1
Nektarine	1,79	0,09
Orangensaft	2,6	2,5
Orangensaft, frisch	2,8	2,3
Papaya	0,33	0,99
Passionsfrucht	3,96	5,13
Pfirsich	1,23	1,03
Pfirsich, Konserve abgetropft	1,24	1,04
Pfirsich, getrocknet	7,39	6,19
Pflaume	2,01	3,36
Pflaume, getrocknet	9,37	15,67
Pflaumenmus	16,24	17,7
Quitte	4,29	2,67
Sauerkirsche	5,3	6,5
Stachelbeere	3,33	6,14
Trauben	7,44	7,18
Zitrone	3,92	1,35

Siebtes Kapitel: Psychische Belastungen

Wie bei vielen anderen Erkrankungen auch, spielt die Psyche bei der Fructoseintoleranz eine große Rolle. Je erschöpfter oder gestresster du bist, desto mehr gesundheitliche Probleme werden auftreten. Unser Organismus wird mit industriell veränderten Nahrungsmitteln regelrecht überschwemmt, daher ist es nicht verwunderlich, dass wir nach dem Essen schlapp sind und letzten Endes Depressionen entwickeln. Frische Nahrungsmittel, wie zum Beispiel Obst, lösen diesen Effekt keinesfalls aus. Es sind vielmehr die Produkte, die Maisstärke enthalten, also Säfte, Smoothies und Limonaden, die uns Probleme bereiten.

Sehr häufig kommt es vor, dass unmittelbar nach einer Mahlzeit ein extremer Süßhunger entsteht. Spätestens dann, wenn du auch bei Obst und anderen fructosehaltigen Nahrungsmitteln unter Stimmungsschwankungen leidest, wird es Zeit, Änderungen in der Ernährung herbeizuführen.

Eigentlich sollte man davon ausgehen können, dass gerade Obst gesund und leicht verdaulich ist. Die steigende Zahl der an einer Fructoseintoleranz leidenden Menschen beweist leider das Gegenteil, ihnen schlägt selbst Obst auf Magen und Psyche. Aber nicht nur der Gehalt an Fructose ist ausschlaggebend, sondern auch das Verhältnis von Fruchtzucker und Glucose.

Bananen enthalten beispielsweise viel Traubenzucker, der die Fructose quasi mit durch den Darm schleust. Aus dem Grund verdauen wir Bananen besser, als zum Beispiel Äpfel, da hier der Fructoseanteil überwiegt. Studien in Österreich haben ergeben, dass bestimmte Obstsorten tatsächlich Depressionen begünstigen. Verantwortlich hierfür ist Tryptophan, ein Eiweiß, das für die Bildung von Serotonin, dem sogenannten Glückshormon, benötigt wird. Wenn der Darm gereizt ist, kann er weniger Tryptophan verarbeiten, als wenn er gesund ist.

Mit der Zeit entsteht ein Tryptophanmangel, der früher oder später auch zu einem Serotoninmangel führt. Es werden somit keine Glückshormone mehr gebildet und die Grundlage einer Depression ist gelegt. Außerdem erzeugt ein Mangel an Serotonin verstärkt Heißhunger auf Süßigkeiten. Ein Teufelskreis entsteht unweigerlich, wenn man diesem Drang nachgibt. Depressionen gehen oft auch mit einem Mangel an Folsäure einher, was bei den meisten Patienten mit Fructoseintoleranz der Fall ist und eine bedeutende Rolle spielt. Bei einer gestörten Darmflora kann nicht ausreichend Folsäure produziert werden. Die sind eine niedrigere Blutgerinnung und Herz-Kreislauf-Beschwerden sowie psychische Probleme.

In sehr vielen Fällen steht somit die Ernährung mit Depressionen in einem engen Zusammenhang. Mache dir also bitte keine allzu großen Sorgen, wenn du öfter unter depressiven Stimmungen leidest. Das hat nichts mit persönlichem Versagen zu tun und kann mit einer Ernährungsumstellung meistens besser beeinflusst werden, als mit Medikamenten. Natürlich belastet eine Fructoseintoleranz das komplette Wohlbefinden. Es bringt dich jedoch nicht weiter, wenn du dich ständig fragst, warum gerade du betroffen bist. Versuche stattdessen, deine Erkrankung so anzunehmen, wie sie ist, und werde aktiv. Wenn du die bereits ausgeführten Verhaltens- und Ernährungsregeln beachtest, musst du zwar auf das eine oder andere verzichten, deinem Verdauungssystem wird es jedoch wesentlich besser gehen und deine Stimmung wird sich wieder heben, wenn du dich erst an die Umstellung gewöhnt hast.

Achtes Kapitel: Beschwerden trotz Ernährungsumstellung: Lebensmittelallergie?

Leider kommt es immer wieder vor, dass die Beschwerden trotz einer fructosearmen Ernährung bestehen bleiben. In dem Fall sollte man eine Lebensmittelallergie in Betracht ziehen. In Zusammenarbeit mit einem Ernährungsexperten kannst du herausfinden, welche Lebensmittel du sonst noch schlecht verträgst. Hierbei kann ein Ernährungsbuch eine sehr wichtige Hilfe sein. Aber auch Bewegung spielt eine wichtige Rolle bei der Fructoseintoleranz, da der Darm besser angeregt wird, wenn man sich täglich häufiger und vor allem ausdauernder bewegt. Die Verdauungsgase werden reduziert und können zusammen mit dem Darminhalt wesentlich besser und schneller weitertransportiert werden.

Durch die beschleunigte Atmung bei Ausdauersport werden die Gase darüber hinaus zu einem nicht unerheblichen Anteil über die Atmung ausgeschieden. Die Ursachen einer Fructoseintoleranz werden nicht nur über die Ernährungsweise definiert, sondern können auch auf chronischen Belastungen oder einer langfristigen Medikamenteneinnahme basieren. Die meisten Arzneimittel wirken sich teilweise erheblich auf unser Verdauungssystem aus. Dabei ist es nur natürlich, dass dabei auch unser Immunsystem deutlich beeinträchtigt wird. Auf Dauer gesehen kommen immer neue Symptome hinzu, wenn die Unverträglichkeit nicht fachgerecht behandelt wird.

Viele Ärzte empfehlen bei den üblichen Beschwerden einfach nur eine Darmspiegelung, bei der allerdings keine Unverträglichkeit auf Nahrungsmittel festgestellt werden kann. Bei vielen Patienten wird irrtümlich ein Reizdarmsyndrom diagnostiziert oder die Beschwerden als psychosomatisch angesehen und häufig werden lediglich schmerzlindernde Medikamente und Antidepressiva verschrieben. Ein Teufelskreis: Die langfristige Medikamenteneinnahme führt zu weiteren Beschwerden und keinesfalls zu einer Besserung. Für Ärzte ist es nicht immer einfach, eine bestimmte Lebensmittelintoleranz festzustellen, da sich die Symptome auch denen von Allergien ähneln.

Lebensmittelallergien treten jedoch im Gegensatz zu einer Intoleranz meistens eher plötzlich auf. Bereits minimale Mengen können eine Allergie auslösen, wobei bei der Unverträglichkeit zunächst erst größere Mengen zu Beschwerden führen. Typisch für eine Lebensmittelallergie sind übrigens Ausschlag und juckende Haut, Atembeschwerden, Schmerzen in der Brust und gegebenenfalls auch Blutdruckabfall. Diese Symptome fehlen bei einer Intoleranz vollständig. Um herauszufinden, ob eine Intoleranz oder bereits eine Allergie vorliegt, solltest du über mehrere Wochen ein Ernährungstagebuch führen.

8.1: Ernährungstagebuch

Ein Ernährungstagebuch ist nicht nur zur Protokollierung der Kalorien bei Gewichtsreduzierung hilfreich, sondern auch, um einer Nahrungsmittelintoleranz auf die Spur zu kommen und wird deshalb mittlerweile von vielen Ärzten empfohlen.

Alles, was du den Tag über isst und trinkst, ist exakt zu protokollieren. Durch die anschließenden Reaktionen deines Körpers kannst du unter Umständen schon nach relativ kurzer Zeit ein Muster erkennen und die unverträglichen Lebensmittel herausfiltern.

Ein Ernährungstagebuch sollte über mehrere Wochen geführt werden, um etwaige Vermutungen bezüglich einer Unverträglichkeit oder Allergie zu bestätigen oder herauszufinden, wo deine individuelle Toleranzgrenze liegt. Ein Ernährungstagebuch erhältst du kostenlos in allen möglichen Formen: als App für Smartphone oder Tablet, online am PC oder als Vorlage zum Drucken. Du wirst die für dich passende Version schnell finden.

Grundsätzlich kannst du deine Essgewohnheiten natürlich auch einfach auf einem Zettel notieren oder dir eine Exceltabelle anlegen. Du musst bloß darauf achten, dass deine Tabelle alle notwendigen Informationen enthält. Sämtliche Fakten in Bezug auf die Nahrungsaufnahme müssen aufgeführt werden, um ein mögliches Muster schnell zu erkennen. Welche Variante du wählst, eine App, am Handy geführt oder das Ernährungstagebuch, das gleich online ausgefüllt wird, hängt ganz von deinen individuellen Vorlieben ab.

Ein gutes Ernährungs- und Symptomtagebuch sollte folgende Informationen beinhalten:

- Zeitpunkt der Nahrungsaufnahme
- Genaue Menge der verzehrten Lebensmittel
- Die Art der Lebensmittel / Gerichte / Getränke (lasse ausreichend Platz, um verschiedene Zutaten, Gewürze, Zubereitungsarten usw. zu notieren)
- Sonstiges (genügend Platz lassen, für zusätzliche Informationen wie Wetter, Erkrankungen, Sport usw.)
- Beschwerden / Symptome

Natürlich musst du ausnahmslos alles notieren, und zwar täglich. Auch kleine Snacks und Süßigkeiten sind wichtig und müssen protokolliert werden, ebenso wie alle Getränke. Das Notieren von Datum und Tageszeit ist selbstverständlich, noch besser ist es, die genaue Uhrzeit festzuhalten.

Außerdem solltest du natürlich die Reaktionen deines Körpers gut beobachten und genauestens notieren, sonst macht das Ernährungstagebuch keinen Sinn. Schon etwa zehn bis zwanzig Minuten nach dem Essen können Beschwerden sich bereits bemerkbar machen. Wenn du gewissenhaft alle alles aufschreibst, wirst du nach relativ kurzer Zeit wissen, welche Lebensmittel dir mit an Sicherheit grenzender Wahrscheinlichkeit Probleme bereiten.

Auch deinem Arzt hilft das Führen eines Ernährungstagebuches bei seiner Diagnosestellung einer Lebensmittelintoleranz oder deiner persönlichen Verträglichkeitsgrenzen. Das Führen eines solchen Protokolls ist zwar mit etwas Aufwand verbunden, aber denke daran, es dient ausschließlich dafür, dir ein weitestgehend beschwerdefreies Leben zu ermöglichen. Ein Ziel, für das sich der Aufwand auf jeden Fall lohnt.

Zweiter Abschnitt: Die Praxis

Dieser Abschnitt enthält sowohl fructosefreie als auch fructosearme Rezepte. Der Fokus liegt eindeutig auf den fructosearmen Vorschlägen. An dieser Stelle möchte ich eine deutliche Warnung aussprechen. Die Rezepte sind für Menschen mit intestinaler Fructoseintoleranz uneingeschränkt geeignet. Wer jedoch an einer angeborenen Form, der hereditären Fructoseintoleranz leidet, sollte sie besser nicht ausprobieren und vorher einen Arzt oder Ernährungsberater zurate ziehen, da nicht ausgeschlossen ist, dass auch bei den fructosefreien Rezepten kleinste Spuren enthalten sind, die bei Vorliegen der hereditären Form sehr schädlich sein können. Ein Ausprobieren auf eigene Faust ist hier kontraproduktiv. Also: besser erst zum Fachmann!

Erstes Kapitel: Fructosefreie Rezepte

1.1: Zum Frühstück

Frühstücksbrei

Zutaten für 2 Portionen:

80 g Haferflocken

300 ml Milch

1 Prise Zimt

1 Prise Salz

Zubereitung:

Die Haferflocken mit Milch unter ständigem Rühren zum Kochen bringen, 5 Minuten köcheln lassen und weiter rühren. Zimt und Salz hinzufügen und noch einmal gut umrühren.

Diesem Grundrezept können je nach Verträglichkeit Früchte oder Nüsse zugegeben werden. Wer keine Milch verträgt, kann den Brei auch mit Wasser zubereiten.

Frischkäsebrötchen

Zutaten für 4 Portionen:

140 g körniger Frischkäse

2 Eier

30 g Flohsamenschalen

2 g Salz

2 g Backpulver

zum Bestreuen: Sesam

Zubereitung:

Frischkäse, Salz und Eier gut miteinander vermischen. Flohsamenschalen und Backpulver unterrühren und die Masse zehn Minuten gehen lassen. Den Teig gleichmäßig auf vier Brötchen aufteilen, auf ein Backblech setzen, mit Sesam bestreuen und bei 150 Grad ungefähr 50 Minuten backen. Vor dem Verzehr unbedingt auskühlen lassen.

Dieses Rezept ist nicht nur fructosefrei, sondern auch kohlehydratfrei und ist damit supergeeignet für eine Low-Carb-Diät.

<u>Der etwas andere Frühstücksquark</u>

Zutaten für 2 Portionen:

250 g Quark

2 EL Leinöl

50 g Schlangengurke

1 Prise Salz

1 EL Sonnenblumenkerne

1 Prise schwarzer Pfeffer, am besten frisch gemahlen

Zubereitung:

Zunächst die Gurke schälen und in kleine Würfel schneiden. Magerquark, Leinöl, Salz, Pfeffer und Sonnenblumenkerne mit den Gurkenwürfeln gut vermischen, und fertig ist der Quark. Wem dies als Frühstück zu würzig ist, kann ihn gut auch als Hauptgericht zu Pellkartoffeln servieren.

<u>Schinkencroissants</u>

Zutaten für 2 Portionen:

270 g Blätterteig

100 g Schinken

2 TL Senf

1 Ei

125 g Petersilie

125 g Naturjoghurt

Zubereitung:

Den Blätterteig ausrollen und zu Vierecken aufschneiden.

Den Backofen auf 180 Grad vorheizen.

Schinken, Senf, Ei, Petersilie und Joghurt miteinander vermischen und mit dem Stabmixer fein pürieren. Die Füllung auf dem Blätterteig verteilen und den Teig zu kleinen Croissants zusammenrollen. Die Croissants auf ein Backblech legen und bei Ober-/Unterhitze ungefähr 15 Minuten backen. Die Schinkencroissants schmecken warm oder kalt.

Fructosefreies Brot

Zutaten für einen Laib:

400 g Buchweizenmehl

100 g Amarantmehl

1 P. Weinsteinbackpulver

1 EL Guarkernmehl

2 TL Kürbiskerne

1 TL Salz

1 l Wasser

Zubereitung:

Den Backofen auf 220 Grad vorheizen.

Die trockenen Zutaten gut miteinander vermischen und mit einem halben Liter Wasser zu einem glatten Teig verrühren. Falls er danach noch zu trocken ist, nimm einfach etwas mehr Wasser. Das restliche Wasser in eine feuerfeste Form füllen und unten in den Backofen stellen. Eine Kastenform mit Backpapier ausschlagen und den Teig hineinfüllen. Ungefähr eine Stunde bei 220 Grad backen.

Variante: Wenn du das Wasser durch die entsprechende Menge Naturjoghurt, Reis- oder Mandelmilch ersetzt, erhältst du geschmacklich eine etwas andere Note.

Süßer Brotaufstrich

Zutaten für 1 Glas:

250 g Löwenzahnblüten, am besten frisch gepflückt

500 ml Wasser

700 g Traubenzucker

3 EL Limettensaft

10 g Pektin

Zubereitung:

Die gelben Blätter von den Kelchen abzupfen und in einem Topf mit Wasser ungefähr fünf Minuten kochen lassen. Danach die Blätter abseihen und das Wasser gut ausdrücken. Den so entstandenen Saft mit Pektin und dem Traubenzucker vermischen und alles zusammen noch ein paar Minuten köcheln lassen. In ein sauberes Glas abfüllen, sofort verschließen und abkühlen lassen. Diesen Fruchtaufstrich kannst du mehrere Monate im Kühlschrank lagern.

Grießbrei

Zutaten für 2 Portionen:

500 ml Milch

50 g Weizengrieß

40 g Reissirup oder Traubenzucker

1 TL Butter oder Margarine

1 Prise Salz

1 Prise Zimt

Zubereitung:

Zunächst muss die Milch leicht erhitzt werden. Dann den Reissirup oder den Traubenzucker mit dem Salz hinzufügen. Ist die Milch richtig heiß, wird der Grieß unter ständigem Rühren langsam hinzugefügt. Wenn der Brei etwas fester wird, kannst du die Temperatur reduzieren. Noch einige Minuten weiterrühren, bis der Brei schön dick geworden ist und eine gute Konsistenz hat. Den Zimt darüber streuen und den Brei am besten noch warm genießen.

<u>Papaya-Quark</u>

Zutaten für 2 Portionen:

200 g Speisequark

150 g Papaya

2 EL Limettensaft

2 EL Grapefruitsaft

2 EL Reissirup

1 EL Traubenzucker

1 EL Maisstärke

Zubereitung:

Die Papaya schälen, entkernen und pürieren. Der Quark wird mit dem Traubenzucker vermischt und die Maisstärke mit 2 EL Wasser verrührt. Anschließend in einem Topf die Fruchtsäfte mit der pürierten Papaya erhitzen. Bevor diese Mischung zum Kochen kommt, die angerührte Maisstärke untermischen. Wenn die Mischung richtig kocht, den Reissirup zufügen und gut umrühren. Die Masse erkalten lassen und abwechselnd mit dem Quark in Gläser schichten.

1.2: Hauptgerichte

Frikadellen

Zutaten für 2 Personen:

200 g gemischtes Hackfleisch

½ altbackenes Brötchen

½ Zwiebel

60 ml warmes Wasser

½ EL Senf, mittelscharf

½ EL Tomatenmark

½ TL Paprikapulver, edelsüß

½ TL Salz

etwas Pfeffer

zum Anbraten: Olivenöl

Zubereitung:

Das Brötchen in lauwarmem Wasser einweichen und das Wasser herausdrücken. Die Zwiebel in feine Würfel schneiden und mit Hackfleisch, Gewürzen sowie dem Brötchen gut vermischen. Aus dem Fleischteig Frikadellen formen und in heißem Öl rundum braten, bis die Kruste schön knusprig ist.

Boef Stroganoff

Zutaten für 4 Personen:

2 TL Öl

20 g Schnittlauch

1 Schalotte

800 g Geschnetzeltes vom Kalb, Rind oder Schwein

200 g weiße Champignons

1 rote Peperoni

100 ml halbfette Sahne

1 TL Butter

700 g Spätzle

1 Tasse Gemüsebrühe

zum Abschmecken: Salz, Pfeffer, Paprika, rosenscharf

Zubereitung:

Das Öl in einer großen Pfanne erhitzen. Wenn du einen Wok hast, kannst du ihn gut für dieses Gericht verwenden. Das Geschnetzelte zufügen und anbraten. Je nach Geschmack würzen und zugedeckt auf mittlerer Flamme köcheln lassen, bis es durchgebraten ist. Das

Fleisch aus der Pfanne nehmen und beiseitestellen. Die Champignons waschen, putzen und in Scheiben schneiden. Die Schalotte und die Peperoni ebenfalls waschen, bei der Peperoni die Kerne entfernen und beides in feine Ringe schneiden. Das Gemüse in die Pfanne füllen und andünsten. Mit einer Tasse Gemüsebrühe ablöschen, die Sahne zufügen und aufkochen lassen. Die Soße je nach Geschmack mit Salz, Pfeffer und Paprika würzen, das Fleisch wieder zufügen und bei kleiner Hitze warmhalten.

Die Spätzle nach Packungsanweisung kochen, das Wasser abgießen und die Spätzle in Butter leicht anbraten, bis sie goldbraun sind. Spätzle zusammen mit dem Boef Stroganoff servieren.

Nudeln mit Gorgonzolasoße

Zutaten für 4 Personen:

500 g Vollkornnudeln

250 ml halbfette Sahne

1 Chilischote

Gewürze nach Wahl

150 - 200 g Gorgonzola

Zubereitung;

Die Nudeln nach Packungsbeilage kochen.

Den Gorgonzola in einer kleinen Pfanne zum Schmelzen bringen und mit der Sahne verrühren.

Die Chilischote waschen, Kerne entfernen, in feine Ringe schneiden und der Soße zufügen. Mit Pfeffer abschmecken und zusammen mit den Nudeln servieren.

Gemüserisotto

Zutaten für 2 Portionen:

200 g Reis

2 rote Chilischoten

500 ml Gemüsebrühe

200 g Brokkoli

150 ml halbfette Sahne

Salz und Pfeffer

Zubereitung:

Den Reis in der Gemüsebrühe ungefähr 20 Minuten kochen, bis er gar ist.

Den Brokkoli waschen und in kleine Röschen teilen. Die Chilischoten ebenfalls waschen, entkernen und in feine Ringe schneiden. Brokkoli und Chilischoten etwa 10 Minuten vor Ende der Kochzeit zum Reis geben. Wenn der Reis fertig ist, mit Salz und Pfeffer abschmecken und mit Sahne verfeinern.

Zweites Kapitel: Fructose ja, aber bitte nur wenig

2.1: Fructosearme Frühstücksideen

Damit dein Frühstück gesund und gleichzeitig nicht langweilig ist, solltest du für eine ausgewogene Abwechslung sorgen. Fructosearme Fruchtaufstriche und leckere Müslis ohne Zuckerzusatz sowie Joghurts oder Quark mit fructosearmen Früchten bieten sich hier an.

Sorge dafür, dass du genügend Zeit für dein Frühstück hast, damit du ausreichend gestärkt in deinen Tag starten kannst. Wenn es wirklich einmal schnell gehen muss, findest du im Handel geeignete Produkte. Aber wenigstens am Wochenende solltest du ein ausgiebiges Frühstück genießen.

Karibischer Fruchtaufstrich

Zutaten für 1 Glas:

1 frische Ananas

400 ml Kokosmilch

1 P. Zitronensäure

6 EL Rum

4 EL Batida de Coco

Gelierzucker 3:1 von Xucker

Zubereitung:

Die Ananas schälen und den Strunk herauslösen. Das Fruchtfleisch in kleine Stücke schneiden und pürieren. Mit den anderen Zutaten in einen Topf geben, unter Rühren aufkochen und mindestens drei Minuten sprudelnd kochen lassen. Noch heiß in ein sauberes Glas abfüllen, direkt verschließen und erkalten lassen.

<u>Kürbismarmelade</u>

Zutaten für 2 Gläser:

500 g Kürbisfleisch frisch oder tiefgefroren

500 g Möhren

1 Vanilleschote

500 g fructosefreier Zucker, z.B. Xucker light

3 Orangen

1 Zitrone

1 P. Zitronensäure

1 P. Gelfix extra 2:1

Zubereitung:

Die Möhren waschen und in kleine Stücke schneiden. Das Kürbisfleisch raspeln. Beides in wenig Wasser für 30 - 40 Minuten dünsten und danach zu Mus pürieren. Die Orangen und die Zitrone auspressen und den Saft mit dem Mus und der aufgeschnittenen Vanilleschote in einen hohen Topf umfüllen. Für mindestens 3 Minuten auf hoher Flamme aufkochen. Die Zitronensäure zufügen und alles gut vermischen. Geraspeltes Kürbisfleisch (meines kam aus der TK-Truhe) und klein geschnittene Karotten in wenig Wasser 30 - 40 Min.

weich dünsten, in den Mixer geben und zu Mus pürieren. Den Zucker und das Gelfix unterrühren, die Schote entfernen und das Mus heiß in Gläser abfüllen. Gut verschließen und auf dem Kopf stehend kalt werden lassen.

Die Kombination ist zwar etwas ungewöhnlich, aber du wirst überrascht sein, wie gut die Marmelade schmeckt.

Selbst gemachte Nuss-Nougat-Creme

Zutaten:

400 g Haselnüsse, Walnüsse oder Mandeln

2 Prisen Salz

5 EL geschmolzenes Kokosöl oder Sonnenblumenöl

4 EL Backkakao

½ TL Vanillearoma

6 EL Süßungsmittel: Reissirup, Agavendicksaft oder Xucker light

Zubereitung:

Den Backofen auf 170 Grad Ober- und Unterhitze vorheizen. Ein Backblech mit Backpapier belegen und die Nüsse für 8 – 10 Minuten rösten. Die gerösteten Nüsse in der Mühle zu einer feinen Paste mahlen und die weiteren Zutaten zufügen. Alles gut miteinander verrühren, ggfs. pürieren. Die Angaben für Öl, Kakao und vor allem das Süßungsmittel sind nur Richtwerte, die je nach Geschmack verändert werden können. Ist alles gut miteinander vermischt, kann die Creme in Gläser abgefüllt und im Kühlschrank aufbewahrt werden.

Fructosearmer Honigersatz

Zutaten für 1 Glas:

50 g Traubenzucker

1 TL Lavendelblüten

1 Zweig frischer Thymian

5 Rosenblätter

200 g Reissirup

200 ml Wasser

Zubereitung:

Den Traubenzucker mit 200 ml Wasser in einem Topf aufkochen und 10 Minuten kochen.

Lavendel, Thymian und Rosenblätter in den hinzugeben und zugedeckt 3 Stunden ziehen lassen.

Noch einmal leicht erwärmen und den Reissirup einrühren, in ein Glas umfüllen und fest verschließen.

Joghurtbrot

Zutaten für 1 Brot:

300 g Mehl

300 g Weizenvollkornmehl

2 TL Backpulver

430 g Joghurt

1 TL Salz

4 EL Traubenzucker

1 Ei

Zubereitung:

Den Ofen auf 180 Grad Umluft vorheizen.

Die trockenen Zutaten, also Mehl, Vollkornmehl, Backpulver, Traubenzucker und Salz miteinander vermischen. Das Ei mit dem Joghurt verquirlen und beide Mischungen mit den Knethaken des Mixers verrühren. Die Mischung auf einer bemehlten Arbeitsfläche mit den Händen zu einem glatten Teig verkneten und zu einem runden Laib formen. Wer mag, kann noch Sonnenblumenkerne darüber streuen. Den Laib auf Blech legen und bei 180 Grad Umluft in ca. 40 Minuten goldbraun backen.

Hefebrot mit Mohn

Zutaten für 1 Brot:

1 P. Trockenhefe

250 ml warmes Wasser

1 TL Traubenzucker

200 g Weizenmehl Typ 1050

150 g Weizenmehl Typ 1700

1 EL Essig

1 TL Salz

40 g Butter

Mohn zum Bestreuen

Zubereitung:

Den Ofen auf 200 Grad Ober-/Unterhitze vorheizen und ein feuerfestes Gefäß mit Wasser hineinstellen. Die Butter im Wasserbad zerlassen. Die Hefe mit dem Traubenzucker und dem Wasser verrühren und etwa 10 Minuten gehen lassen. Die Mehle miteinander mischen und Essig, Salz, Butter sowie das Hefewasser dazugeben. Alles zu einem glatten Teig verkneten und mindestens 20 Minuten gehen lassen, bis er das doppelte Volumen hat. Dann den Teig zu einem runden Laib formen, ein Backblech mit Backpapier auslegen, den Laib darauf legen und noch einmal 10 Minuten gehen lassen. Das Brot mit Wasser bepinseln und mit dem Mohn bestreuen. Die Oberfläche 3 - 4 Mal mit einem Messer einschneiden und im vorgeheizten Ofen bei 200 Grad etwa 60 Minuten backen.

Eiweißbrötchen

Zutaten für 9 Stück:

1 Würfel frische Hefe

1 TL Traubenzucker

250 g Dinkelvollkornmehl

50 g Sojamehl

1 TL Salz

25 g geschroteter Leinsamen

25 g Sesam

1 TL Flohsamenschalen

100 g Magerquark

150 ml warmes Wasser

Zubereitung:

Den Hefewürfel mit dem Traubenzucker und dem lauwarmen Wasser verrühren und 5 Minuten gehen lassen. Die weiteren Zutaten zur Hefe geben und mit den Knethaken gut verkneten. Den Teig mit einem feuchten Tuch abgedeckt an einen warmen Ort stellen und eine Stunde gehen lassen. Er sollte sich danach erheblich vergrößert haben. Den Backofen auf 200 Grad Ober-/Unterhitze vorheizen und ein feuerfestes Gefäß mit Wasser hineinstellen. So trocknen die Brötchen nicht aus, werden aber knusprig. Den Teig mit den Händen noch einmal gut durchkneten. Wenn er zu sehr klebt, gib etwas Mehl in deine Hände. Nun den Teig in etwa neun gleiche Teile teilen und Brötchen daraus formen. Ein Backblech mit Backpapier auslegen, die Brötchen darauflegen und noch einmal 30 Minuten gehen lassen. Zum Schluss die Brötchen mit Wasser bestreichen und auf der mittleren Schiene 25 Minuten bei 200 Grad backen.

<u>Crunchy-Müsli mit Joghurt</u>

Zutaten für 4 Personen:

50 g feine Haferflocken oder Dinkel-, Weizen-, Gerste- oder Hirseflocken

50 g grobe Haferflocken oder Dinkel., Weizen-, Gerste- oder Hirseflocken

30 g Mandelblättchen

2 EL Leinsamen, Sonnenblumenkerne oder Sesam

1 EL Pinienkerne

2 TL Zimt

3 EL Reissirup

500 g Joghurt

Zubereitung:

Den Ofen auf 160 Grad Ober-/Unterhitze vorheizen.

Die trockenen Zutaten gut miteinander vermengen. Den Reissirup zugeben und so lange verrühren, bis alle Zutaten miteinander verklebt sind. Ein Backblech mit Backpapier belegen und die Masse dünn darauf streichen und für ca. 15 Minuten bei 160 Grad backen, bis die Körner schön braun sind. Gut abkühlen lassen, bis die Masse fest ist. Mit den Fingern zur gewünschten Größe zerbröseln und mit Joghurt servieren.

Quarkspeise mit Kokos

Zutaten für 2 Portionen:

200 g Quark, ggfs. laktosefrei

80 g Traubenzucker

2 Schoten Vanille

5 EL geraspelte Kokosnuss

2 Blätter weiße Gelatine

2 Tropfen Zitronenaroma

100 g Schmand, ggfs. laktosefrei

ggfs. Vanillearoma

Zubereitung:

Quark, Traubenzucker und Schmand gut miteinander vermengen. Die Vanilleschoten der Länge nach aufschneiden und das Mark herauskratzen. Zusammen mit dem Zitronenaroma hinzugeben und abschmecken. Je nach Geschmack etwas Vanillearoma zugeben. Die Gelatine nach Packungsaufschrift zubereiten und unter die Masse heben. Die Kokosraspel zunächst in einer trockenen Pfanne ohne Zugabe von Fett hellgelb rösten, abkühlen lassen und ebenfalls unter den Quark heben. Die Quarkspeise für einige Stunden in den Kühlschrank stellen, damit die Gelatine schön fest wird.

Tipp: Wer Früchte verträgt, kann sie prima mit der Quarkspeise kombinieren.

Erdbeer-Hibiskus Aufstrich

Zutaten für 3 Gläser:

750 g Erdbeeren

3 TL getrocknete Hibiskusblüten

500 g Traubenzucker

4 g Agar Agar

Zubereitung:

Die Erdbeeren klein schneiden und mit den Hibiskusblüten und dem Traubenzucker in einem Kochtopf zum Kochen bringen. Das Agar Agar nach Packungsanweisung mit etwas kaltem Wasser anrühren, zu den Früchten geben und unter ständigem Rühren mindestens 3 Minuten kochen lassen. Gläser mit Schraubverschluss heiß ausspülen, die Marmelade hineinfüllen und sofort gut verschließen. Nachdem der Aufstrich abgekühlt ist, dürfte er die richtige Konsistenz haben.

Nuss-Müsli

Zutaten für 4 Portionen:

80 g Haferflocken, blütenzart

50 g gehackte Walnüsse

70 g Ahornsirup

2 TL Butter

250 g Erdbeeren

250 g Pfirsiche, geschält und in dünne Scheiben geschnitten

100 g Blaubeeren

120 g Kiwi, gewürfelt

400 g fettarmen Joghurt

Zubereitung:

Den Backofen auf 180 Grad Ober-/Unterhitze oder 170 Grad Umluft vorheizen. Ein Backblech mit Backpapier auslegen und die Haferflocken sowie Walnüsse darauf verteilen. 50 g Ahornsirup und die

Butter in einer kleinen Pfanne erhitzen und miteinander mischen. Die Mischung auf den Walnüssen und Haferflocken verteilen und alles gut vermischen. Etwa 18 Minuten goldbraun backen, zwischendurch von Zeit zu Zeit umrühren. Auf dem Backblech auskühlen lassen. Erdbeeren, Pfirsiche, Blaubeeren und Kiwis klein schneiden und mit dem restlichen Ahornsirup mischen. Die Hälfte der Früchte auf 6 Gläser verteilen und mit der Hälfte der Haferflocken-Walnuss-Mischung auffüllen, dann die Hälfte des Joghurts auf die 6 Dessertgläser verteilen. Dann wieder die einzelnen Schichten aus Früchten, Haferflocken und Walnüssen und Joghurt so lange wiederholen, bis die Gläser gefüllt sind. Sofort servieren.

2.2: Leckere, fructosearme Hauptgerichte

Kartoffelstampf mit Rinderhack

Zutaten für 4 Portionen:

750 g Möhren oder Kohlrabi, frisch oder tiefgekühlt

750 g festkochende Kartoffeln

500 g mageres Rinderhackfleisch

20 ml Rapsöl

1,2 l Wasser

1 EL gekörnte Gemüsebrühe

1 Bund frische Petersilie

Salz, Pfeffer zum Abschmecken

Zubereitung:

Möhren, Kohlrabi schälen, putzen und in kleine Stücke schneiden. (Entfällt natürlich bei TK-Gemüse).

Die Kartoffeln schälen und ebenfalls klein schneiden. Das Rindergehackte in Rapsöl anbraten, bis es krümelig ist. Die Möhren- Kohlrabi- und Kartoffelstücke dazugeben und mit andünsten.

Wasser und Gemüsebrühe hinzugeben und weiter bei niedriger Flamme köcheln lassen, bis das Gemüse gar ist. Mit dem Kartoffelstampfer grob stampfen und mit Salz und Pfeffer abschmecken.

Mit viel klein geschnittener Petersilie servieren.

<u>Currygericht mit Fisch</u>

Zutaten für 4 Portionen:

2 EL Rapsöl

1 große Süßkartoffel, ca. 250 g

1 mittelgroße Zucchini ca. 200 g

1 Scheibe Ingwer

1 Stück Zitronengras

250 ml Kokosmilch

500 g Fisch: Kabeljau oder Rotbarschfilet

Salz, Pfeffer, Zimt, Chili, frischer Koriander

Zubereitung:

Das Öl in einer Pfanne erhitzen. Die Süßkartoffel schälen, in kleine Würfel schneiden und in dem Öl etwas anbraten. Die Zucchini waschen und mit Schale vierteln, klein schneiden und hinzugeben. Den Ingwer in feine Würfel schneiden und ebenfalls zugeben. Das Zitronengras andrücken und beifügen. Mit Salz abschmecken, mit 100 ml Wasser angießen und 5 Minuten bei mittlerer Hitze köcheln.

Den Fisch abwaschen, abtupfen, in grobe Würfel schneiden und mit Salz und Pfeffer würzen. Zunächst die Kokosmilch zum Gemüse geben und einmal kurz aufkochen. Dann die Fischwürfel zugeben und bei mittlerer Hitze 5 Minuten garen. Die Soße mit Zimt, Chili und frischem Koriander abschmecken.

Tipp: Dazu passt jegliche Sorte Reis, am besten jedoch Basmati- oder Wildreis.

<u>Hack-Kürbis-Auflauf</u>

Zutaten für 4 Portionen:

300 g Rinderhackfleisch

1 EL Rapsöl

400 g Kürbis: Hokkaido oder Butternut

200 g Pastinake, etwa 2 Stück

Salz, Pfeffer

1 TL gemahlener Koriander

2 Eier

200 ml Milch

1 Paket Filoteig oder Blätterteig, etwa 200 g

40 g Butter

Zubereitung:

Den Backofen auf 180 Grad Heißluft vorheizen.

Das Öl in einer Pfanne erhitzen und das Hackfleisch darin anbraten, bis es krümelig ist. Den Kürbis in kleine Würfel schneiden. Den Hokkaidokürbis kannst du mit Schale verwenden, einen Butternutkürbis musst du schälen. Pastinake schälen und ebenfalls zu Würfeln schneiden. Beides zum Fleisch geben und 15 Minuten bei niedriger Flamme garen. Wenn es droht anzubrennen, gib etwas Wasser hinzu. Mit Salz, Pfeffer und Koriander abschmecken. Die Masse etwas abkühlen lassen. Milch und Eier miteinander verrühren und mit Salz würzen. Die Butter schmelzen lassen, eine Auflaufform damit ausstreichen und den Filoteig oder Blätterteig hineinlegen. Auch diesen wieder mit Butter bestreichen und die nächste Lage auflegen. Wiederhole dies, bis der gesamte Teig verbraucht ist. Erst dann die Fleisch-Gemüsemasse hinzulegen und mit Eiermilch übergießen. Bei 180 Grad etwa 30 Minuten backen.

Spargelsuppe

Zutaten für 4 Portionen:

500 g weißer Spargel

750 ml Spargelfond

Salz, Zucker

1 EL Zitronensaft

30 g Speisestärke

300 ml Milch, Fettgehalt 3,5%

1 Bund Bärlauch

Zubereitung:

Den Spargel schälen und in 3 cm lange Stücke schneiden. Aus den Spargelschalen kannst du prima einen Fond kochen. 750 ml dieses Spargelfonds, Salz, Zucker und Zitronensaft im Topf aufkochen, den Spargel hinzuzugeben und 10 Minuten kochen. Den Spargel wieder aus dem Topf nehmen, die Milch zum Spargelwasser geben und nochmals aufkochen. Speisestärke mit kaltem Wasser anrühren und die Spargelsoße damit andicken. Den Bärlauch waschen, trocken tupfen, fein hacken, zur Suppe geben und alles mit dem Pürierstab grob pürieren. Die Suppe mit den Spargelstücken garnieren und servieren.

<u>Kartoffelpizza</u>

Zutaten für 3 Portionen:

250 ml Wasser

25 g frische Hefe

25 ml Olivenöl

1 TL Salz

300 g Weizenmehl

300 g rohe Kartoffeln

200 g Frischkäse, Fettgehalt 10 %

Pfeffer

Kräutersalz

Zubereitung:

Die Zubereitung ist etwas aufwendiger und beginnt schon am Abend, bevor du die Pizza essen möchtest. Wasser in eine mittelgroße Schüssel füllen und die Hefe darin auflösen. Öl, Salz und Mehl hinzugeben und gut verrühren, nicht kneten. Der Teig soll sehr feucht bleiben. In einer abgedeckten Schüssel über Nacht bei Zimmertemperatur stehen lassen.

Am nächsten Morgen:

Der Teig müsste über Nacht gut aufgegangen sein und wird nun richtig durchgeknetet, am besten mit der Hand. Wenn der Teig eine glatte Oberfläche hat, die Schüssel erneut zudecken und im Kühlschrank weitere 6 Stunden gehen lassen.

Am Nachmittag:

Den Teig mit bemehlten Händen in drei Teile teilen. Jedes Teil noch einmal ein wenig kneten und zu einer Kugel formen. Die drei Kugeln auf einem Teller ablegen, mit einem Handtuch abdecken und 2 Stunden bei Zimmertemperatur gehen lassen.

Am Abend:

Den Ofen auf 275 Grad inklusive der Backbleche vorheizen. Für drei Pizzen benötigst du drei Backbleche. Bei Verwendung von Backpapier oder Öl musst du darauf achten, dass diese die hohen Temperaturen vertragen werden. Die rohen Kartoffeln waschen und mit Schale in dünne Scheiben hobeln. Ein Backblech aus dem Ofen nehmen, eine Teigkugel zu einer Scheibe mit 15 cm Durchmesser ziehen und auf das heiße Blech legen. Den Teig mit Frischkäse bestreichen, die Kartoffeln darauflegen, Olivenöl darüber tröpfeln und mit Kräutersalz und Pfeffer bestreuen. Diese Vorgänge bei den anderen beiden Pizzen wiederholen und 10 - 15 Minuten bei 275 Grad backen.

Sie sind fertig, wenn sich der Boden leicht vom Backblech lösen lässt und die Pizza dabei nicht zerbricht.

Pfannkuchen

Zutaten für 4 Portionen:

250 g Mehl vom Typ 1050

10 g frische Hefe

1 TL Zucker

200 ml Milch mit 3,5 % Fettanteil

150 ml Sahne mit 30 % Fettanteil

2 Eier

1 TL weiche Butter

Salz

50 g Bacon

50 g Mais

50 g Emmentaler

Schnittlauch

50 g Sahnequark mit Kräutern

Zubereitung:

Die Milch etwas anwärmen, Sahne und Zucker hinzugeben und die Hefe darin auflösen. Mit 2 EL Mehl vermischen und 10 Minuten gehen lassen. Die Butter mit restlichem Mehl, den Eiern und einer kleinen Prise Salz unter den Teig rühren und erneut für 20 Minuten gehen lassen. Den Käse in kleine Würfel, den Schnittlauch in Röllchen schneiden und zusammen mit dem Mais unter den Teig heben. Den Bacon in der Pfanne auslassen und knusprig braten, herausnehmen und auf einem Stück Küchenpapier abtropfen lassen. Nun die Pfannkuchen in derselben Pfanne ausbacken und mit dem Kräuterquark und Bacon servieren.

Käsesuppe

Zutaten für 2 Portionen:

250 g gemischtes Hackfleisch

1 Dose Champignons

125 ml Wasser

100 ml Sahne

100 g Schmelzkäse

etwas Gemüsebrühe in Pulverform

Salz, Pfeffer, Knoblauch, Oregano

Zubereitung:

Das Hackfleisch in einem Topf anbraten, bis es krümelig ist. Pilze, Schmelzkäse, Sahne und Wasser hinzugeben und kurz aufkochen lassen. Mit der Brühe, Salz, Pfeffer, Knoblauch und Oregano abschmecken und ungefähr 10 Minuten köcheln lassen.

Tipp: Schmeckt ausgezeichnet mit frischem Brot und kann sehr gut in großen Mengen, zum Beispiel für Partys, gekocht werden.

Lachssoße mit Pasta

Zutaten für 2 Portionen:

250 g Nudeln

200 g geräucherter Lachs

100 g Feta

100 ml Sahne

100 ml Milch

Salz, Pfeffer evtl. etwas Knoblauch

wer es verträgt, kann noch eine halbe Zwiebel zufügen

Zubereitung:

Die Nudeln al dente kochen. Gegebenenfalls die Zwiebel abziehen, in Würfel schneiden und in etwas Öl anbraten. Ansonsten direkt den Lachs in Streifen schneiden und anbraten. Milch und Sahne unterrühren, den Feta würfeln und dazugeben. Die Soße mit Salz, Pfeffer und Knoblauch abschmecken, die Nudeln unterrühren und einkochen lassen, bis die Soße sämig ist.

Kohlrabis, gefüllt

Zutaten für 2 Portionen:

2 mittelgroße Kohlrabis

1 ½ Möhren

½ Aubergine

60 g gekochter Schinken

2 EL Olivenöl

100 g körniger Frischkäse

20 g Gouda

etwas Salz und Petersilie und Gemüsebrühe in Pulverform

300 ml Wasser

Zubereitung:

Die Kohlrabis schälen und in 500 ml Salzwasser ca. 30 Minuten nicht zu weich kochen. Die Kohlrabis herausnehmen und das Wasser aufbewahren. Wenn die Kohlrabis etwas abgekühlt sind, den Deckel abschneiden und das Innere mit einem Löffel herausschälen. Auf ein Backblech setzen. Das Innere der Kohlrabis in feine Streifen schneiden, den Gouda raspeln, die Petersilie waschen und hacken. Die Möhre waschen, schälen und grob raspeln, die Aubergine ebenfalls waschen und in Würfel schneiden. Den Schinken würfeln. Das Gemüse und die Schinkenwürfel mit einem EL Olivenöl sowie etwas Salz mischen und in die ausgehöhlten Kohlrabis füllen. Mit Käse bestreuen. Das restliche Gemüse in der Auflaufform verteilen. Etwas Gemüsebrühe in 150 ml Kohlrabiwasser einrühren und in die Auflaufform gießen. Den Backofen auf 220 Grad Heißluft vorheizen, wenn die Temperatur erreicht ist, die gefüllten Kohlrabis in den Ofen schieben und ca. 15 Minuten überbacken. Nach der Backzeit die Kohlrabis warm stellen und den Sud in einen Topf geben. Mit dem Frischkäse sowie 2 EL Öl vermischen und mit Salz und Pfeffer abschmecken. Wer mag, kann noch etwas Muskatnuss hinzufügen. Die Soße kurz aufkochen lassen, die Kohlrabis reichlich mit Petersilie bestreuen und alles zusammen servieren.

Nudeln, asiatische Art

Zutaten für 4 Portionen:

250 g zartes Schweinefleisch

3 Karotten

1 ½ rote Paprikaschoten

½ Stange Porree

½ P. tiefgefrorene Erbsen

½ Glas Sojabohnen

½ Glas Bambussprossen

½ Glas Minimaiskolben

½ Flasche helle Sojasoße

½ EL Balsamicoessig

½ EL Öl

1 Zehe Knoblauch

1 walnussgroßes Stück Ingwer

1 ½ EL Schwarzer Pfeffer (Körner)

Sambal Oelek

Nudeln

Zubereitung:

Das Fleisch in hauchdünne Scheiben schneiden. Aus 4 L Sojasoße, 1 EL Essig, 1 EL Öl und dem gehacktem Knoblauch eine Marinade herstellen und das Fleisch zwei Stunden darin einlegen. In der Zwischenzeit das Gemüse waschen. Die Möhren in Stifte, die Paprika in Stücke und den Porree in Scheiben schneiden. Die Maiskölbchen halbieren. Die Nudeln nach Packungsangabe kochen. Die Pfefferkörner zerstoßen und in einer Pfanne rösten. Das Fleisch darin scharf anbraten, wieder herausnehmen und warmhalten. Nach und nach das Gemüse hinzufügen und je nach Geschmack mit der Sojasoße, Sambal Oelek und gehacktem Ingwer abschmecken. Die Nudeln, Sojabohnen, Bambussprossen, Maiskölbchen und das Fleisch hinzufügen und gut miteinander vermischen. Wenn alles gut erhitzt ist, kann das Gericht serviert werden.

<u>Kartoffelsalat</u>

Zutaten für 4 Portionen:

500 g kleine Kartoffeln

2 Möhren

1 grüner Paprika

½ Bund Blattpetersilie

4 Stiele frische Minze

4 Stiele Kerbel

50 g Kürbiskerne

Salz, Pfeffer

50 g schwarze Oliven

6 EL Olivenöl

Zubereitung:

Die Kartoffeln mit der Schale garen, abdampfen und pellen. Erkalten lassen und in Scheiben schneiden. Die Möhren schälen und mit dem Sparschäler in dünne Streifen schneiden. Etwa eine Minute in kochendem Salzwasser blanchieren und abgießen. Den grünen Paprika putzen und in feine Würfel schneiden. Für die Soße die Kräuter mit den Kürbiskernen, Gewürzen und dem Olivenöl mit dem Pürierstab zu einer cremigen Soße mixen. Eventuell etwas Wasser zugeben. Mit den Kartoffelscheiben, Möhren und Paprikawürfeln vermischen. Zuletzt die Oliven zugeben.

Sommerliche Gazpacho mit Fleischspießchen

Zutaten für 4 Portionen:

200 g Schlangengurke

150 g Zucchini

75 g grünen Paprika

1 Avocado

je ½ Bund Blattpetersilie und Koriander

250 ml Gemüsebrühe

zum Abschmecken: Salz, Pfeffer

Für die Spieße:

4 Schaschlikspieße

250 g Hähnchenbrust

Salz, Chilipulver

2 EL Sesam

2 EL Rapsöl

Zubereitung:

Die Gurke schälen, halbieren und die Kerne entfernen. Die Hälften in Stücke schneiden. Die Zucchini und den Paprika waschen und klein schneiden. Die Avocado halbieren, den Kern entfernen und das Fruchtfleisch herauslösen. Die Kräuter von den Stielen zupfen und alle Zutaten zusammen mit der mit Gemüsebrühe in den Mixer geben oder mit dem Pürierstab fein pürieren. Zum Schluss mit Salz und Pfeffer abschmecken. Die Hähnchenbrust in Streifen schneiden und auf 4 Spieße stecken. Mit Salz und Chili würzen, mit Sesam bestreuen und im erhitzten Rapsöl in einer Pfanne bei niedriger Flamme braten. Zu der Suppe servieren.

Kürbistorte

Zutaten für 6 Portionen:

250 g Mehl

etwas Salz

150 g Butter oder Margarine

1 Ei

500 g Kürbis, Hokkaido oder Butternut

50 g Lauchzwiebeln

100 g Hartkäse, zum Beispiel Parmesan

50 g roher Schinken

150 ml Milch, Fettanteil 3,5 %

2 Eier

Pfeffer, Salz, Cayennepfeffer, Muskatnuss zum Abschmecken

2 EL Petersilie

Zubereitung:

Mehl, Margarine und Ei zu einem Teig verkneten, bis eine Kugel entstanden ist. Den Teig in Frischhaltefolie einwickeln und eine halbe Stunde in den Kühlschrank stellen. Den Kürbis vierteln, Kerne und Schale entfernen und das Fruchtfleisch raspeln. Die Lauchzwiebeln putzen und in feine Ringe schneiden. Käse und Schinken würfeln. Die Lauchringe mit den Käse- und Schinkenwürfeln unter den Kürbis mischen. Die Milch mit den Eiern, Salz, Pfeffer und Muskatnuss verrühren, die Petersilie waschen, fein hacken und hinzugeben. Den Backofen auf 200 Grad Ober-/Unterhitze vorheizen. Etwas Mehl auf die Arbeitsfläche streuen, den Teig darauf ausrollen und in eine Quiche- oder Springform legen. Den Rand etwas hochziehen. Die Kürbismasse gleichmäßig auf dem Teig verteilen und zum Schluss die Eiermilch darüber gießen. Die Kürbistorte auf der mittleren Schiene ca. 30 Minuten backen.

Süßkartoffeltarte auf Walnuss

Zutaten für eine Form.

Für den Walnussboden:

250 g Walnüsse

1 TL Salz

3 EL Ahornsirup oder Kokosblütenzucker

1 Eiweiß

1 EL Butter

Für die Füllung:

250 g Süßkartoffeln

300 ml Kokosmilch

150 g Kokosblütenzucker

½ TL Vanillemark

½ TL gemahlener Zimt

¼ TL Ingwerpulver

1 Prise Muskatnuss

1 Prise Nelkenpulver

1 Prise Pimentpulver

Zubereitung:

Den Ofen auf ca. 160 Grad Ober-/Unterhitze oder 140 Grad Umluft vorheizen.

Die Zutaten für den Walnussboden in einen Standmixer geben und solange mixen, bis die Walnüsse fein gehackt sind und der Teig fest ist. Eine Tarte- oder Springform mit Backpapier auslegen, den Teig gleichmäßig verteilen und auf dem Boden festdrücken. Den Teig einige Male mit einer Gabel einstechen, für ungefähr 20 Minuten backen und vollständig auskühlen lassen.

Den Ofen erneut auf 200 Grad Ober-/Unterhitze oder Umluft 180 Grad vorheizen. Die Süßkartoffeln waschen, die Haut mit einem Messer einstechen und die Süßkartoffeln auf ein Backblech mit Backpapier legen. Ungefähr 40 – 50 Minuten backen und abkühlen lassen. Sobald sie abgekühlt sind, kannst du sie mit einer Gabel zerdrücken. Die Kartoffelmasse mit den restlichen Zutaten für die Füllung in einen Mixer geben und zu einer geschmeidigen Masse verquirlen. Die Füllung auf den gebackenen Boden geben, im Ofen für ungefähr 40 - 50 Minuten backen und anschließend vollständig abkühlen lassen. Zur Dekoration noch ein paar Walnusshälften auf der Tarte verteilen.

Tipp: Statt Süßkartoffeln kannst du für die Füllung auch Kürbis verwenden.

2.3: Süße Speisen, auch bei Fructoseintoleranz

Auch wer unter einer Fructoseintoleranz leidet, muss nicht unbedingt auf Süßes verzichten. Entscheidend ist, welche und wie viele Süßungsmittel zum Einsatz kommen. Bei der richtigen Zusammensetzung ist der Genuss von Backwaren und süßen Desserts ohne Reue durchaus möglich.

<u>Kokosriegel</u>

Zutaten für 40 Stück:

250 ml reine Kokosmilch mit möglichst hohem Anteil festen Inhalts

220 g heller Reissirup

2 TL Zitronen- oder Limettensaft

1 Messerspitze Vanillezucker auf Traubenzuckerbasis

1 Prise Salz

230 g Kokosraspel

300 g fructosefreie Schokolade, je nach Geschmack Zartbitter, Vollmilch oder weiße Schokolade

ein wenig Kokosöl für die Glasur

Zubereitung:

Die Kokosmilch mit dem Reissirup in einem Topf erhitzen, dadurch werden die festen Bestandteile der Kokosmilch flüssig. Zitronensaft, Salz und Vanille zugeben und gut miteinander verrühren.

Die Kokosraspeln zugeben und nochmals gut umrühren, bis ein dicker Brei entsteht.

Eine rechteckige Auflaufform mit Backpapier ausschlagen und den Brei hineindrücken. Achte darauf, dass die Oberfläche so glatt wie möglich ist. Die Form für mindestens eine Stunde im Kühlschrank kaltstellen. Wenn die Masse gut durchgekühlt ist, kannst du sie aus der Form nehmen und in Rechtecke von beliebiger Größe schneiden. Nun die Schokolade im Wasserbad zum Schmelzen bringen. Fructosefreie Schokolade darf nicht zu heiß werden, da sie sonst nicht cremig wird. Daher sollte das Wasser unter der Schüssel nicht kochen. Wenn du magst, kannst du die Kokosecken etwas in Form bringen, dass sie aussehen, wie ein bekannter Riegel. Wenn du darauf keinen Wert legst, lass sie, wie sie sind. Etwas zusammendrücken solltest du sie schon, damit Sie stabil bleiben und nicht auseinanderbrechen. Nun jedes einzelne Rechteck mit der geschmolzenen Schokolade überziehen. Ist die Glasur zu fest, füge ein paar Tropfen Kokosöl hinzu. Pass auf, dass nicht zu viel Schokolade auf das Backpapier läuft. Sind alle Kokosschnitten mit Schokolade überzogen, müssen sie noch einmal im Kühlschrank aushärten, bis auch die Glasur getrocknet ist.

Bananenküchlein

Zutaten für 4 Portionen:

2 EL Butter

2 Bananen

200 ml Buttermilch

2 Eier

120 g Mehl

1 TL Backpulver

40 g gemahlene Walnüsse

Öl zum Braten

2 EL Reissirup

Zubereitung:

Die Butter im Wasserbad schmelzen, die Bananen schälen und zerdrücken. Alle Zutaten gut miteinander verrühren und den Teig ungefähr 10 Minuten ruhen lassen. Ein wenig Öl in einer Pfanne erhitzen, kleine Küchlein ausbacken und mit dem Reissirup beträufeln.

Knusper-Nussröllchen

Zutaten für 16 Stück:

4 Blätter Blätterteig oder Filoteig

25 g Butter

1 Ei

50 g gemahlene Haselnüsse

2 EL Paniermehl

4 EL Reissirup

etwas abgeriebene Orangenschale

zum Bestreichen:

30 g Butter

1 EL Reissirup

Zubereitung:

Den Backofen auf 175 Grad Ober-/Unterhitze oder 160 Grad Heißluft vorheizen.

Den Filoteig oder Blätterteig in vier gleich große Stücke schneiden. Für die Füllung die Butter im Wasserbad schmelzen und mit Ei, Nüssen, Semmelbrösel und Reissirup sowie etwas Orangenschale zu einer zähen Paste verarbeiten. Die Paste gleichmäßig auf die Teigblätter verteilen und etwas glatt streichen, dabei die Ränder aussparen. Nun die Teigblätter an der rechten und linken Seite für jeweils etwa 1 cm einschlagen dann aufrollen. 30 g sehr weiche Butter mit Reissirup verrühren, die Rollen damit einstreichen und bei der angegebenen Temperatur für 10 bis 15 Minuten ausbacken.

<u>Quarktorte mit Brombeeren</u>

Zutaten für 12 Stücke.

Für den Teig:

200 g Weizenmehl vom Typ 1050

30 g Traubenzucker

½ Tütchen Trockenhefe

125 ml lauwarme Milch

etwas Salz

Für den Belag:

250 g Magerquark

125 ml Milch

1 Messerspitze geriebene Schale von einer unbehandelten Zitrone

1 EL Zitronensaft

2 Eier, getrennt nach Eiweiß und Eigelb

100 g Traubenzucker

etwas Salz

250 g Brombeeren

Zubereitung:

Mehl, Traubenzucker und Hefe gut miteinander vermischen. Die lauwarme Milch hinzugeben und alles miteinander ungefähr 5 Minuten verkneten, bis ein glatter Teig entstanden ist. Den Teig für ca. 30 Minuten zugedeckt an einem warmen Ort gehen lassen. Danach noch einmal ordentlich durchkneten. Eine Tarte- oder Springform gut einfetten und mit dem Teig befüllen. An den Seiten den Rand etwas hochziehen und nochmals 10 Minuten gehen lassen. In der Zwischenzeit schon einmal den Backofen auf 180 Grad Ober-/Unterhitze vorheizen und den Quark mit der Milch, der Hälfte des Traubenzuckers, der Zitronenschale, dem Zitronensaft sowie den Eigelben verrühren. Das Eiweiß mit einer Prise Salz mit dem Handrührgerät verrühren und den restlichen Traubenzucker nach und nach zugeben. Ungefähr 3 Minuten auf höchster Stufe rühren, bis Eischnee entstanden ist. Diesen unter die Quarkmasse heben und die Masse vorsichtig auf dem Teigboden verteilen. Mit den Brombeeren die Torte garnieren. Die Form auf die untere Schiene des Backofens stellen und für 35 – 40 Minuten backen. Vor dem Verzehr die Torte abkühlen lassen und mit etwas Traubenzucker bestreuen.

<u>Schokomuffins</u>

Zutaten für 12 Stück:

2 Eier

250 g Traubenzucker

200 g Mehl

120 ml Öl

120 ml Mineralwasser

30 g Backkakao

2 TL Backpulver

Traubenzucker zum Bestäuben

Zubereitung:

Alle Zutaten zusammen in eine Schüssel geben und mit dem Handmixer zu einem glatten Teig verarbeiten. Den Backofen auf 180 Grad Ober-/Unterhitze oder 160 Grad Heißluft vorheizen und die Muffins ungefähr 15 bis 20 Minuten backen. Abkühlen lassen und mit Traubenzucker bestäuben.

Selbst gemachtes Milcheis: Schoko, Erdbeere, Vanille

Zutaten für 6 Portionen:

50 g Traubenzucker

100 ml Milch

100 ml Sahne

10 g Backkakao

Mark aus einer ½ Vanilleschote

50 g Erdbeeren

Zubereitung:

Die Sahne steif schlagen und Traubenzucker sowie Milch vorsichtig unterheben. Ungefähr 1/3 der Masse abmessen und mit dem Kakao verrühren, das zweite Drittel mit der Vanille. Die Erdbeeren pürieren und mit dem letzten Drittel der Sahne verrühren. Die jeweilige Sahnemasse in 6 Muffinförmchen, idealerweise aus Silikon gießen und für mindestens 3 Stunden einfrieren.

Käse-Sahne-Dessert

Zutaten für 5 Portionen:

200 ml Schlagsahne

1 P. Vanillezucker

1 P. Sahnesteif

250 g Quark

250 g Joghurt

100 g Traubenzucker

100 g Butterkekse

je nach Verträglichkeit: Mandarinen oder Pfirsiche aus der Dose. Das Dessert schmeckt aber auch ohne Obst sehr gut.

Zubereitung:

Die Schlagsahne mit dem Vanillezucker und dem Sahnesteif steif schlagen und kaltstellen. In der Zwischenzeit den Quark mit dem Naturjoghurt und dem Traubenzucker cremig rühren. Die Sahne unterheben. Optional die Früchte abtropfen lassen, klein schneiden und unterheben. Danach nicht mehr rühren, sonst werden die Früchte matschig. Die Kekse in einem Küchentuch oder Gefrierbeutel zerbröseln und einen Teil davon als unterste Schicht in Dessertgläser füllen. Die Quark-Joghurt-Creme aufschichten und mit einer Schicht Kekse abschließen. Mehrere Stunden, am besten über Nacht im Kühlschrank ziehen lassen.

Spaghetti-Eiscreme

Zutaten für 4 Portionen:

250 g Mascarpone

250 g Magerquark

50 g Traubenzucker

1 P. Vanillezucker

1 EL Zitronensaft

1 Becher Sahne

250 g Erdbeeren (frisch oder tiefgefroren)

etwas weiße Kuvertüre

Zubereitung:

Eigentlich ist dieses Dessert kein Eis, sondern eher eine Creme, die aber ähnlich wie Spaghetti-Eis aussieht und auch schmeckt. Daher hat sie den Namen absolut verdient. Mascarpone mit Quark, Puderzucker, Zitronensaft und Vanillezucker verrühren. Die Sahne steif schlagen und vorsichtig unterheben. Die Erdbeeren pürieren, mit Puderzucker je nach Geschmack süßen und über die Quark-Mascarponemasse gießen. Mit geraspelter weißer Kuvertüre verzieren und mindestens 2 Stunden im Kühlschrank durchkühlen.

Tiramisu mal anders

Zutaten für 4 Portionen:

2 frische Eier

60 g Traubenzucker

200 g Mascarpone

75 g fein gehackte Walnüsse

150 g Himbeeren (frisch oder tiefgekühlt)

8 Löffelbiskuits, ohne Zucker

1 kleine Tasse Kaffee

2 TL Kakaopulver

4 halbe Walnüsse zum Dekorieren

Zubereitung:

Die Eier trennen und das Eigelb mit dem Traubenzucker schaumig schlagen. Den Mascarpone dazugeben und so lange verrühren, bis die Masse glatt ist. Die gehackten Walnüsse zufügen und alles gut vermischen. Die Himbeeren pürieren, die Löffelbiskuits in Stücke brechen und vorsichtig in den Kaffee legen, damit sie sich vollsaugen können. Aufpassen, dass die Biskuits nicht zerbrechen oder bröseln. Löffelbiskuits, Himbeerpüree und Mascarpone abwechselnd in 4 Dessertgläser schichten. Jede Schicht mit etwas Kakaopulver bestäuben. Als Letztes den Mascarpone einfüllen. Diesen mit Kakaopulver bestäuben und mit einer Himbeere und einer Walnusshälfte garnieren. Vor dem Verzehr für mindestens 2 Stunden in den Kühlschrank stellen.

<u>Eistorte mit Nüssen und Ahornsirup</u>

Zutaten für 12 Portionen:

Für das Eis:

150 ml Ahornsirup

125 g geröstete, gehackte Walnüsse

1 l Vanilleeis, ohne Zucker

6 Scheiben Bananenbrot

Für das Bananenbrot:

275 g Mehl

1 Päckchen Backpulver

1 Prise Natron

1 Prise Salz

175 g Butter

200 g Traubenzucker

2 Eier

125 ml Milch

2 Prisen Vanillezucker

3 – 4 Bananen

Zubereitung:

Zunächst für das Bananenbrot Butter und Zucker schaumig schlagen sowie Eier und Vanillezucker unterrühren. Das Mehl mit Backpulver, Natron und Salz vermischen. Abwechselnd Mehl und Milch zur Zuckermasse geben und alles gut miteinander verrühren. Die Bananen schälen, mit einer Gabel zerdrücken und unterheben. Eine

Kastenform gut einfetten, den Teig einfüllen und bei 180 Grad Ober-/ Unterhitze eine Stunde backen. Ein großes Gefäß mit ca. 1,5 Liter Volumen mit Plastikfolie auslegen und zunächst beiseitestellen. In einer beschichteten Pfanne bei mittlerer Hitze den Ahornsirup erhitzen und 3 Minuten lang köcheln. Die Walnüsse unterziehen und die Masse abkühlen lassen. Das Vanilleeis in einer zweiten Schüssel mit der Walnuss-Ahornsirup-Mischung gleichmäßig vermischen. Ein Drittel der Eiscrememasse in das vorbereitete Gefäß geben und mit drei Scheiben des Bananenbrotes belegen. Das zweite Drittel Eiscreme einfüllen, mit den restlichen 3 Scheiben Bananenbrot belegen und das letzte Drittel Eiscrememasse darauf verteilen. Mit der Plastikfolie abdecken und mindestens für 6 Stunden, idealerweise über Nacht ins Gefrierfach stellen.

<u>Schokopudding mit Chiasamen</u>

Zutaten für 3 Portionen:

240 ml Kokosdrink oder Mandelmilch

2 - 3 TL bitteren Backkakao

2 EL Reissirup oder Traubenzucker

1 Prise Salz

1 Prise Zimt

40 g Chiasamen

etwas geraspelte Zartbitterschokolade mit mindestens 80 % Kakaogehalt

Zubereitung:

240 ml Kokosdrink oder Mandelmilch abmessen, das Kakaopulver, den Zimt, das Salz und den Reissirup beziehungsweise den Traubenzucker zugeben und mit dem Pürierstab gut mixen oder alternativ mit einem Schneebesen verquirlen. Die Chiasamen hinzugeben und die noch flüssige Soße beiseitestellen, damit die Samen etwas quellen können. Nachdem sie aufgequollen sind, alles noch einmal gut mit einem Löffel umrühren und in Dessertgläser füllen. Es sollte jetzt eine puddingähnliche Konsistenz haben. Mit Bitterschokoladeflöckchen garnieren und / oder noch geraspelte Schokostückchen unter den Pudding ziehen.

<u>Zimtcreme</u>

Zutaten für 4 Portionen:

125 ml Milch

425 ml Sahne

130 g Traubenzucker

3 Stangen Zimt

4 Eigelb

5 Blätter Gelatine

Zubereitung:

Die Milch mit dem Zucker, 125 ml Sahne und den Zimtstangen aufkochen. Die Milch vom Herd nehmen und mindestens 2 Stunden durchziehen lassen und anschließend durch ein Sieb gießen. Die Eigelbe in die Milch rühren und im Wasserbad cremig aufschlagen. Die Gelatine in kaltem Wasser aufweichen, gut ausdrücken und zur warmen Milchcreme geben. Umrühren, bis die Gelatine sich komplett aufgelöst hat. Die Masse abkühlen lassen und im Gefrierfach leicht fest werden lassen.

Die restliche Sahne steif schlagen und unter die kalte Milch-Eimasse heben. Nun noch einmal in das Gefrierfach stellen und richtig durchkühlen lassen.

Schlusswort

Fructoseintoleranz, Fruchtzuckerunverträglichkeit, ist für alle, die daran leiden – und das sind immer mehr Menschen – oft sehr belastend. Selbst Neugeborene sind betroffen und an der intestinalen Fructoseintoleranz leiden ca. 30 % der Bevölkerung in den westlichen Staaten. Schon der Weg zur richtigen Diagnose kann mühsam sein, weil die Beschwerden oft schwer zugeordnet werden können. Wenn aber die Ursache der Störungen einmal erkannt wurde, gibt es viele Möglichkeiten, zu neuem Wohlbefinden zu gelangen. Dazu leistet dieser Ratgeber einen wertvollen Beitrag.

Die Einführung bietet Basiswissen zur angeborenen und erworbenen Fructoseintoleranz. Die Warenkunde bringt eine Übersicht mit günstigen, erlaubten und ungünstigen Lebensmitteln sowie fructosefreien Alternativen. Mit der empfohlenen Ernährungsweise tritt sehr rasch eine Besserung ein; die umfangreiche Sammlung unkomplizierter Rezepte hilft, sich ausgewogen zu ernähren, wieder wohlzufühlen und auch einmal etwas Süßes genießen zu können.

Eine Fructoseintoleranz bedeutet also weit mehr, als bei der Ernährung einfach nur auf Obst oder auf fructosehaltige Lebensmittel zu verzichten. Eine wichtige Rolle bei jeder Unverträglichkeit spielt dabei die eigene Psyche sowie auch die Auswahl der „erlaubten“ Nahrung. Jeder Mensch hat eine unterschiedliche Toleranzgrenze, weshalb es für diese Krankheit auch kein Patentrezept gibt.

Wenn du schon länger an einer Fructoseintoleranz leidest, dann hast du sicherlich auch schon festgestellt, dass an manchen Tagen beim gleichen Essen die Symptome nicht immer dieselben sind, oder? Es lohnt sich auf jeden Fall, ein Ernährungstagebuch anzulegen, denn dabei erkennst du nicht nur die Lebensmittel oder Zutaten, die bei dir zu den Beschwerden führen, sondern es lässt sich daraus sicherlich auch ziemlich einfach ein Muster ablesen, an welchen bestimmten Tagen es zu gesundheitlichen Problemen kommt, und an welchen nicht.

Diesen Versuch, die Nahrungsmittel eine Zeit lang penibel zu dokumentieren, solltest du daher unbedingt ausprobieren. Unser Ratgeber „Fructoseintoleranz für Anfänger“ hilft dir dabei. Mehr als ein bisschen deiner Zeit verlierst du nicht dabei, und die Resultate können gegebenenfalls wirklich sehr überraschend sein.

Printed in Germany
by Amazon Distribution
GmbH, Leipzig

28990363R00052